フローチャート メンタル漢方薬

臨床精神薬理学の第一人者が教えます！

著
新見正則
帝京大学 医学部 外科
准教授

古郡規雄
獨協医科大学精神神経医学講座
准教授

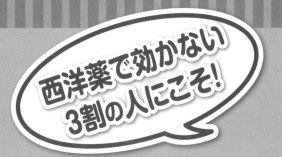

西洋薬で効かない
3割の人にこそ！

株式会社 新興医学出版社

Flow Chart for Prescription of Japanese Herbal Medicine for Mental Health

Masanori Niimi, MD, DPhil, FASC,
Norio Yasui–Furukori, MD, Ph D

© First edition, 2019 published by
SHINKOH IGAKU SHUPPAN CO. LTD., TOKYO.
Printed & bound in Japan

推薦の言葉

　漢方薬は昔からメンタルな悩みの解決に使われてきました．漢方医学には，心身一如という考え方があり，からだの病気とこころの病気はお互いに影響すると考えて心の病気を治療してきました．江戸時代随一と大塚敬節先生が賞賛する名臨床医和田東郭はメンタルな疾患の治療の名手でした．ただ昔の医師は時間的余裕があり，病人の家族構成や生活状態をよく把握し，それを治療に生かすことができました．現代の忙しい実地医家は，メンタル領域の病人の診察は時間がかかり厄介なので，敬遠して専門家に委ねる傾向があります．必要な参考書も手近になく，漢方薬がメンタルな病人にも有効とは信じられません．

　でも少しお待ちください．今回，西洋医学と漢方医学の両医学に深い学識を持つ新見正則先生と，臨床精神薬理学の第一人者で年間 7,000 人の診察をしておられる古郡規雄先生のお 2 人共著の素晴らしい本ができました．本書は，メンタルな悩みに漢方薬でどのように対応したらよいか，フローチャート形式で簡潔に記載してあります．西洋医学を優先して，足りないところを漢方薬で上手に補完してメンタルな悩みに対処する手段を教えてくれます．実地臨床ですぐに処方できるように，わかりやすく解説してあります．メンタルな病人にも漢方薬が使えることを実感してください．この本をお勧めします．

　2019 年 2 月　日本東洋医学会元会長名誉会員　松田邦夫

はじめに

　私は弘前大学医学部を卒業した後，同大学神経精神医学講座に入局し精神科医になりました．手っ取り早く一人前の医師になるためには，精神科の薬物治療のスキルを向上させることを第一に考えました．大学院に入り，臨床薬理学で学位を取得し，スウェーデンのカロリンスカ研究所臨床薬理学教室にも留学をしました．帰国後も弘前大学医学部附属病院で臨床精神薬理学に従事してきました．臨床精神薬理学とは精神疾患のどのような患者さんにどの薬がどのように効くのかを検討する学問です．臨床精神薬理学の研鑽とともに臨床経験を手に入れるため，年間のべ7,000人という数多く患者さんを診察してきました．そこで研究活動と臨床経験でわかったことは，西洋薬はある特定の患者に一定の効果しかもたないこと，さらに，多くの患者に不快な副作用が出ることです．そこから外れた人に対する治療法を持っていないことです．この問題を解決するために，精神療法や電気けいれん療法，光治療などにも手を出し，治療の選択肢を増やしましたが，いずれも一般診療への普及という点では問題がありました．

　私は学生時代に弘前大学医学部東洋医学研究会に所属していました．この会は相当マニアックで1年間で傷寒論を通読することを目標にしていましたが，毎年少陽病のあたりで挫折することを繰り返していました．この苦い経験からすっかり漢方嫌いになってしまい，最近まで漢方薬は臨床ではほとんど使用しませんでした．それでもいくらか「証」の考え方は自然と身に付いていたようで，精神科臨床ではリスペリドン証，オランザピン証という考え方を無意識に行い，それを薬

理学的機序で説明しようしていたのかもしれません．
　私と漢方との再会は，新見先生の「フローチャート漢方薬治療」との出会いです．後輩がいつも持ち歩き，たまたま診察室に置き忘れていたのをチラ見しました．学生時代にすっかり嫌気がさしていた難しい漢方理論を無視する画期的な書物でした．西洋薬で効果が出ず困っていた何名かの患者に「フローチャート漢方薬治療」を見ながら試しに漢方薬を出しました．劇的に効いたのは「半夏厚朴湯⓰」と「酸棗仁湯⓭」と「抑肝散㊴」でした．そこから徐々にいろいろな症例に漢方薬を試すようになっています．西洋薬では対処しきれない症状に対して簡単に解決してくれることが多くなり臨床家としての治療の幅が広がったと実感しています．今回は私の臨床経験の紹介に過ぎませんが，今後は漢方における西洋医学的エビデンスを構築し，一般臨床医に受け入れやすい科学的根拠に基づくガイドラインを作成したいと考えております．

2019 年 2 月

古郡規雄

本書の使い方

　本書では，精神科を専門としない医師の立場から，メンタル領域で漢方を活用するための簡単なフローチャートをまず紹介します．次に，臨床精神薬理学の第一人者である古郡先生がメンタルの専門家の立場から推奨される漢方薬を紹介します．この2つの立場で同じ症状に対する処方を紹介していますが，同じ処方になるものもあれば，別の処方が登場することもあります．漢方は生薬の足し算にていろいろな症状に有効なので，西洋医学的には不思議なことが起こります．

　僕の処方と古郡先生の処方で選択に悩んだ時は，なんとなく好きな順に使ってみてください．結果は患者さんが知っています．最初から当てようと思わないで，試してみればいいのです．複数の候補がある時は，知っている漢方薬，使いたい漢方薬から，気軽に処方してください．4週間で少しでも有効であれば，その処方を継続します．

　和漢で使用する漢方薬の処方量は現代中医学の処方量に比べると極めて少なく，そして現代中医学で登場する多数の劇薬に相当するものは和漢には1つもありません．妊娠時に現代中医学で禁忌とされている生薬も和漢にはありません．安心して使用して下さい．しかし，有効であるということは，当然に副作用も存在します．ひとこと「何か起これば中止」ということを心に留めて気軽に処方してください．基本的に漢方の効果はゆっくりです．西洋薬と併用禁忌の漢方薬は基本的にありません．だからこそ補完医療としての存在価値があるのです．この本をバイブルとしてメンタル領域で漢方を使用し，そして有用性を体感してください．

　　　　　　　　　　　　　　　　　　　　　　　　新見正則

目　次

モダン・カンポウの基本

西洋医のためのモダン・カンポウ ……………… 14
漢方薬の副作用 ……………………………………… 15
メンタル漢方薬早見表 ……………………………… 20

フローチャート！　新見正則

自律神経失調症 ……………………………………… 24
不眠症・睡眠障害 …………………………………… 26
食欲がないときは …………………………………… 31
うつ病もどき ………………………………………… 32
女性の訴え …………………………………………… 35
高齢者の訴え ………………………………………… 37
発達障害：不登校 …………………………………… 38
ともかく困ったら …………………………………… 41

フローチャート・メンタル！　古郡規雄

西洋薬

幻覚・妄想状態 ……………………………………… 44
躁状態 ………………………………………………… 46
重症うつ状態 ………………………………………… 50
認知症 ………………………………………………… 54
認知症の周辺症状・1 ……………………………… 56
認知症の周辺症状・2 ……………………………… 58
けいれん・てんかん ………………………………… 60

うつ

抑うつ状態（軽症うつ病）・1 ……………………… 66
抑うつ状態（軽症うつ病）・2 ……………………… 68
抑うつ状態（軽症うつ病）・3 ……………………… 71
更年期のうつ状態 …………………………………… 72
高齢者のうつ状態 …………………………………… 74
こどものうつ状態 …………………………………… 76

不眠

不眠症・1 ……………………………………………… 80
不眠症・2 ……………………………………………… 82

神経症・不安

ヒステリー …………………………………………… 85
のぼせ ………………………………………………… 86
イライラ ……………………………………………… 88
喉のつかえ …………………………………………… 90
胃のもたれ …………………………………………… 94
下痢・1 ………………………………………………… 96
下痢・2 ………………………………………………… 98
過敏性腸症候群 …………………………………… 100
動悸 ………………………………………………… 102
頻尿 ………………………………………………… 104
めまい ……………………………………………… 108
頭痛 ………………………………………………… 110
耳鳴り ……………………………………………… 112
婦人科系 …………………………………………… 114
生理前のイライラ ………………………………… 116
足のつり …………………………………………… 118
ミオクローヌス（ピクピク）…………………… 120

疲れ ·· 122

発達
チック ··· 124
自閉スペクトラム障害（ASD）················ 126
注意欠如・多動性障害（ADHD）·············· 128

副作用
薬剤性口渇 ·· 130
薬剤性嘔気・悪心 ······························· 132
薬剤性便秘・1 ··································· 134
薬剤性便秘・2 ··································· 136
痩せたい人 ·· 138

おわりに ·· 143
参考文献 ·· 145
索引 ·· 148

※本書で記載されているエキス製剤の番号は株式会社ツムラの製品番号に準じています．番号や用法・用量は，販売会社により異なる場合がございますので，必ずご確認ください．
※本書は基本的に保険適用の漢方薬を記載しています．
※フローチャートに記載した星の数は，お勧め度（5段階評価）を表しています．

コラム

- 抗うつ薬が効く可能性は？ ………………………… 12
- 漢方ネイティブ！ ………………………………… 22
- 統合失調症 今むかし ……………………………… 28
- 最高の名医 和田東郭 ……………………………… 29
- 移精変気 …………………………………………… 30
- 健康と医療のプラットフォーム屋になろう ……… 34
- 認知症プロジェクト ……………………………… 36
- 不登校プロジェクト ……………………………… 40
- うつ病プロジェクト ……………………………… 42
- メタアナリシス …………………………………… 48
- エキスパート・コンセンサス …………………… 49
- 抗精神病薬の使い方 ……………………………… 52
- 抗てんかん薬の使い方 …………………………… 53
- メンタルを漢方でみるときの心得 ……………… 62
- 他科の先生へ，精神科医からのメッセージ …… 64
- 抗うつ薬の使い方 ………………………………… 70
- 気分安定薬の使い方 ……………………………… 78
- 睡眠薬の使い方 …………………………………… 79
- 精神療法 …………………………………………… 84
- 漢方の薬物相互作用 ……………………………… 92
- 精神科における漢方治療の考え方 ……………… 106
- 時の洗礼に耐えて ………………………………… 107
- モダン・カンポウ，和漢，そして現代中医学 1 … 140
- モダン・カンポウ，和漢，そして現代中医学 2 … 141
- 自律神経失調症 …………………………………… 142

コラム：抗うつ薬が効く可能性は？

　うつ病治療ではしっかり休養をとりながら，主治医の指示どおりに抗うつ薬を十分な量（それぞれの薬に定められた最大用量），十分な期間（半年以上）服用することが必要です．抗うつ薬による治療で症状が改善する方は約50%，寛解する方は全体の約30%といわれています．それでも効果が出ない場合は，そのうつ症状がうつ病以外の病気によるものである可能性があります．例えば双極性障害，適応障害，パーソナリティ障害，発達障害の場合があります．一方，どう考えてもうつ病という方でも，抗うつ薬による治療反応性はそれほど高くありません．

　さらに抗うつ薬は副作用として，抗コリン作用による口渇，便秘，目のかすみ，排尿困難，アドレナリンα_1受容体遮断作用による低血圧，めまい，抗ヒスタミン作用による眠気，体重増加，抗ムスカリン作用による視力調節障害，セロトニン増強作用によるセロトニン症候群，吐き気，下痢，血圧の上昇，精神運動性激越，頭痛，不安，神経過敏，情緒不安定，自殺念慮の増加，自殺企図，不眠症，性機能障害など，問題が多いのです．さらには，抗うつ薬中断症候群があり，一度投与された薬剤は非常に離脱が難しいという問題があります．副作用に関するデータは過小評価されており，利益よりも害のほうが大きい可能性があります．

　特に軽症うつ病や子どものうつ病には日本のガイドラインでは抗うつ薬の使用を推奨していません．

（古郡）

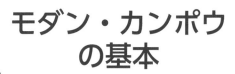

モダン・カンポウ の基本

新見正則

西洋医のためのモダン・カンポウ

　漢方薬が西洋医学の補完医療として効果を発揮するためには，西洋医が漢方を使用することが必要です．腹部や脈，舌などの漢方の古典的診察によるヒントを用いなくても，役に立てば漢方薬を使用すればよいのです．そして漢方薬は保険適用されています．

　疑う前にまず使ってみましょう．そんな立ち位置がモダン・カンポウです．漢方薬は食事の延長と思って使用して構いません．しかし，確かに漢方薬には薬効があります．つまりまれに副作用も生じます．なにかあれば中止しましょう．それだけの注意を払って，患者さんに使用してください．

西洋医学の補完医療の漢方（モダン・カンポウ）

- 西洋医が処方する
- エキス剤しか使用しない
- 西洋医学で治らないものがメインターゲット
- 効かない時は順次処方を変更すればよい
- 現代医学的な視点からの理解を
- 古典を最初から読む必要はない
- 漢方診療（腹診や舌診）はしたほうがよいが必須ではない
- 明日からでも処方可能

大塚敬節先生は上記のような処方方法を「漢方薬治療」と呼んでいました．　　　　　　　　　（「大塚敬節著作集」より）

漢方薬の副作用

なにか起これば中止ですよ．

　保険適用漢方エキス剤を1包内服しただけで死亡した事例はありません．高齢者には無関係ですが，保険適用漢方エキス剤で流産・早産した報告も皆無です．漢方薬はOTCでも売られており，医師の処方箋がなくても薬剤師の先生の判断で投与できる薬剤です．つまり一番安全な部類の薬剤なのです．しかし，薬効がある以上，まれに副作用も出現します．そんな副作用は徐々に，ボツボツ起こるので，「なにか起これば中止ですよ」といい添えればまったく心配ありません．

　しかし，認知機能の低下した高齢者では要注意です．「なにか起これば中止ですよ」の意味がわからないことがあるからです．そんな時は，2週間に一度の診察を行うことで安全に処方できると考えています．

麻黄剤

　麻黄からエフェドリンが長井長義博士により単離されました．麻黄を含む漢方薬を漫然と長期投与すると血圧が上昇することがあります．注意して使用しましょう．一般外来では麻黄剤を長期投与する時は血圧計を購入してもらって，そして血圧が上がるようなら再受診や電話相談をするように指示します．それを嫌がる患者さんでは2週間毎の受診を勧めれば問題ありません．

　「麻」の字がある漢方薬，麻黄湯㉗，麻杏甘石湯㊺，麻杏薏甘湯㉘，麻黄附子細辛湯㉗，に麻黄が含まれていることは簡単に理解できます．問題は「麻」の字が含まれないが麻黄

を含む漢方薬です．葛根湯❶，葛根湯加川芎辛夷❷，小青竜湯⑲，越婢加朮湯㉘，薏苡仁湯52，防風通聖散62，五積散63，神秘湯85，五虎湯95などです．ちなみに升麻葛根湯101の「麻」は升麻，麻子仁丸126の「麻」は麻子仁のことで麻黄とは無関係です．

甘草含有漢方薬に注意

甘草はグリチルリチンを含みます．長期投与すると偽アルドステロン症を発症することがあります．血圧が上昇し，血清カリウムが下がり，そして下肢がむくみます．甘草が1日量で2.5 g を超えると薬剤師の先生から，甘草の量を把握したうえで処方しているかの確認の電話をもらうことがあります．

しかし，他院で芍薬甘草湯68を1日3回数年間処方されてもまったくなんでもない患者さんが何人もいました．芍薬甘草湯68は構成生薬が2種類で漫然と投与すると耐性を生じ，また偽アルドステロン症の危険もあります．漢方を理解して処方していれば起こらないことですが，現実的に残念ながら起こっていることです．甘草含有量が多い漢方薬は**表1**のとおりです．

表1　甘草 2.5 g/日以上含む漢方薬

6 g	芍薬甘草湯68
5 g	甘麦大棗湯72
3 g	小青竜湯⑲，人参湯32，五淋散56，炙甘草湯64，芎帰膠艾湯77，桂枝人参湯82，黄連湯120，排膿散及湯122，桔梗湯138
2.5 g	半夏瀉心湯⑭

一方で甘草は128内服薬中94処方に含まれています．すると漢方薬の併用で甘草は重複投与となり，甘草の量が2.5 g/日を超えることは多々あります（表2）．注意すればまったく問題ないことですが，漫然とした長期投与は要注意です．

表2　エキス剤を複数処方する時は甘草の量に注意

処方①（甘草 g）	処方②（甘草 g）	①＋②の甘草量（g/日）
芍薬甘草湯(68)（6）	柴胡桂枝湯⑩（2）	8
芍薬甘草湯(68)（6）	疎経活血湯(53)（1）	7
小青竜湯⑲（3）	小柴胡湯⑨（2）	5
苓甘姜味辛夏仁湯(119)（2）	小青竜湯⑲（3）	5
麦門冬湯㉙（2）	小柴胡湯⑨（2）	4
白虎加人参湯㉞（2）	小柴胡湯⑨（2）	4
麻杏甘石湯(55)（2）	小柴胡湯⑨（2）	4
苓甘姜味辛夏仁湯(119)（2）	小柴胡湯⑨（2）	4
葛根湯①（2）	桂枝加朮附湯⑱（2）	4
越婢加朮湯㉘（2）	防已黄耆湯⑳（1.5）	3.5
疎経活血湯(53)（1）	当帰四逆加呉茱萸生姜湯㊳（2）	3

※生薬が重なる時は，エキス剤では処方①＋②の合計，煎じ薬では多いほうのみを処方します

利尿剤を内服しているとカリウムが4以下となり不整脈を気遣う医師では，甘草含有漢方薬の投与を躊躇することがあります．そんな時は甘草を含まない漢方薬を知っていることが大切です．甘草を含まない漢方薬でも結構対応可能です．

煎じ薬では去甘草（甘草を除く）とすればよいのですが，

構成生薬が固定されている漢方エキス剤では生薬を抜くことはできません．甘草を投与したくない時，そして漢方を与えたい時は**表３**のなかから甘草を含まない漢方薬を選ぶことになります．

表３　甘草を含まない処方

麻黄剤	麻黄附子細辛湯(127)
瀉心湯	黄連解毒湯⑮，温清飲(57)，三黄瀉心湯(113)
柴胡剤	大柴胡湯⑧，柴胡加竜骨牡蛎湯⑫
参耆剤	半夏白朮天麻湯㊲
腎虚に	八味地黄丸⑦，六味丸(87)，牛車腎気丸(107)
血虚に	七物降下湯㊻，四物湯(71)
駆瘀血剤	当帰芍薬散㉓，桂枝茯苓丸㉕，大黄牡丹皮湯㉝
水毒に	五苓散⑰，小半夏加茯苓湯㉑，猪苓湯㊵
附子剤	真武湯㉚
建中湯	大建中湯(100)
下　剤	麻子仁丸(126)，大承気湯(133)
その他	半夏厚朴湯⑯，呉茱萸湯㉛，木防已湯㊱，茯苓飲(69)，辛夷清肺湯(104)，猪苓湯合四物湯(112)，茯苓飲合半夏厚朴湯(116)，茵蔯五苓散(117)，三物黄芩湯(121)，桂枝茯苓丸加薏苡仁(125)，茵蔯蒿湯(135)

小柴胡湯⑨（添付文書の禁忌事項）

①インターフェロン製剤を投与中の患者
②肝硬変，肝癌の患者
③慢性肝炎における肝機能障害で血小板数が 10 万/mm^3 以下の患者

保険適用漢方エキス剤で唯一の禁忌項目は小柴胡湯⑨にあります.

高齢者では原発性肝癌や転移性肝癌に罹患している人も少なくありませんので，注意が必要です.

なお，この禁忌事項は小柴胡湯⑨にのみ適応され，不思議なことに小柴胡湯⑨含有漢方薬である柴胡桂枝湯⑩，柴陥湯(73)，柴朴湯(96)，小柴胡湯加桔梗石膏(109)，柴苓湯(114)には禁忌の記載はありません.

腸間膜静脈硬化症

最近注目されている山梔子による副作用です．山梔子含有漢方薬を 5 年以上内服している時には特に注意が必要といわれています（表 4）．下痢，腹痛，便秘，腹部膨満，嘔気，嘔吐などが繰り返し現れた場合や便潜血が陽性となった時は念のため，大腸内視鏡検査を行いましょう．僕はまったく気にせず使っていますが，こんな副作用があると知っておくことは大切です.

表 4　山梔子を含む漢方薬

黄連解毒湯⑮，加味逍遙散㉔，荊芥連翹湯㊿，五淋散(56)，温清飲(57)，清上防風湯(58)，防風通聖散(62)，竜胆瀉肝湯(76)，柴胡清肝湯(80)，清肺湯(90)，辛夷清肺湯(104)，茵蔯蒿湯(135)，加味帰脾湯(137)　など

メンタル漢方薬早見表

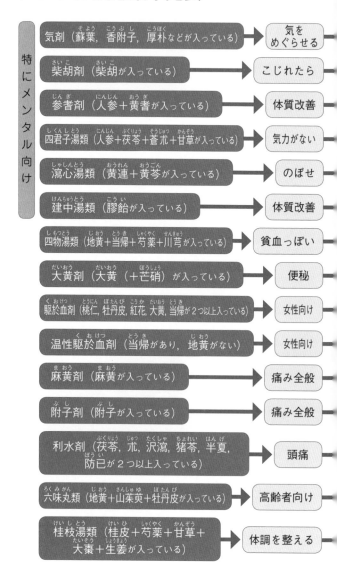

特にメンタル向け		
気剤（蘇葉, 香附子, 厚朴などが入っている）	→	気をめぐらせる
柴胡剤（柴胡が入っている）	→	こじれたら
参耆剤（人参＋黄耆が入っている）	→	体質改善
四君子湯類（人参＋茯苓＋蒼朮＋甘草が入っている）	→	気力がない
瀉心湯類（黄連＋黄芩が入っている）	→	のぼせ
建中湯類（膠飴が入っている）	→	体質改善
四物湯類（地黄＋当帰＋芍薬＋川芎が入っている）	→	貧血っぽい
大黄剤（大黄（＋芒硝）が入っている）	→	便秘
駆於血剤（桃仁, 牡丹皮, 紅花, 大黄, 当帰が2つ以上入っている）	→	女性向け
温性駆於血剤（当帰があり, 地黄がない）	→	女性向け
麻黄剤（麻黄が入っている）	→	痛み全般
附子剤（附子が入っている）	→	痛み全般
利水剤（茯苓, 朮, 沢瀉, 猪苓, 半夏, 防已が2つ以上入っている）	→	頭痛
六味丸類（地黄＋山茱萸＋牡丹皮が入っている）	→	高齢者向け
桂枝湯類（桂皮＋芍薬＋甘草＋大棗＋生姜が入っている）	→	体調を整える

- 香蘇散❼⓪, 柴朴湯❾⓺, 加味逍遙散㉔, 酸棗仁湯⓵⓪③
- 十味敗毒湯❻, 小柴胡湯❾
- 補中益気湯㊶, 十全大補湯㊽, 人参養栄湯⓵⓪⓼
- 六君子湯㊸, 十全大補湯㊽
- 黄連解毒湯⓵⑤, 温清飲㊼
- 小建中湯㉚㉚, 黄耆建中湯㉚⓼
- 四物湯㊼⓵, 温清飲㊼
- 桃核承気湯㊻⓵, 調胃承気湯㊼④
- 桂枝茯苓丸㉕, 桃核承気湯㊻⓵
- 当帰芍薬散㉓, 当帰建中湯⓵②③
- 麻黄湯㉗, 麻黄附子細辛湯⓵②⓻
- 真武湯㉚, 桂枝加朮附湯⓵⓼, 麻黄附子細辛湯⓵②⓻
- 五苓散⓵⓻, 真武湯㉚
- 八味地黄丸❼, 牛車腎気丸⓵⓪⓻
- 桂枝湯㊺, 桂枝加朮附湯⓵⓼

コラム：漢方ネイティブ！

　デジタルネイティブとは，学生時代からインターネットやコンピューターが身近にあった世代です．それらに当然ながら抵抗がなく，概して1976年以降に産まれた人が当てはまります．そしてインターネットとコンピューターの進歩は加速度的です．通信速度も速くなり，そして記憶媒体の容量は激増し価格も激減しました．だれでもどこでも動画が見られる時代です．勉強しようと思えばその素材は多数存在します．そんな時代では，「俺の弟子になったら教えてやる」といった昔ながらの徒弟制度はほぼ意味をなしません．下積みからコツコツと積み上げる経験的学習方法は瓦解していきます．ほぼほぼ同じ結果であれば簡単に短時間で効率良く学べる状況になりました．そんな立ち位置がモダン・カンポウです．僕は漢方を20年近く勉強して，漢方診療をしなくても，古典を読まなくても，ほぼほぼ同じ結果がでると確信したのです．そしてモダン・カンポウの啓蒙・普及に努めてきました．今の若い先生は学生時代に漢方の授業を受けています．つまり漢方ネイティブなのです．しかし，その授業には現代中医学のような統一感のある教科書がありません．「漢方の存在は知っているが，いまいちわかりにくい，でもなんとなく良さそうだ！」といった印象がほとんどでしょう．だからこそ，ほぼほぼ同じ結果であれば，簡単で短時間に学べるシステムが重宝されるのです．ちなみにデジタルネイティブ世代の誕生年である1976年は保険適用漢方エキス剤が大幅に増加した年です．　　　　　（新見）

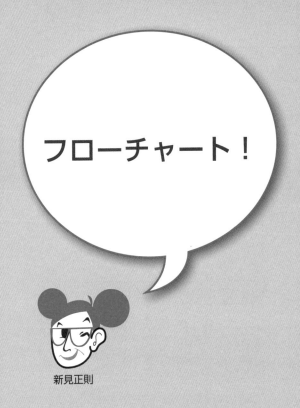

自律神経失調症

- ファーストチョイス
- 執着する
- イライラする
- ストレスあり

ひとこと MEMO

他院ですでに自律神経失調症とか更年期障害と診断されている，西洋医学的には明らかな異常がないので，ゴミ箱診断の病名であるといった時には漢方薬の出番と思っています．加味逍遙散㉔を気長に1年以上続ける心づもりで対処します．特別に症状が悪化しなければ，ひたすら続行です．4週間ごとに外来に来てもらい，加味逍遙散㉔を継続します．

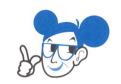

▶▶▶ 加味逍遙散 ㉔

自律神経失調症の王様で女王様，ともかく気長に使用します．下記の処方に変更しても無効ならこれに戻します．

▶▶▶ 女神散 ㊆

同じ訴えに執着する時に．保険病名には女性の訴えのみですが僕は男性の保険病名に「男性血の道症」と記載します．無効なら加味逍遙散㉔に戻します．

▶▶▶ 抑肝散 ㊴

イライラがメインのときに．無効なら加味逍遙散㉔に戻すのが基本イメージです．

▶▶▶ 柴胡加竜骨牡蛎湯 ⑫

ストレスによる訴えに著効します．無効なら加味逍遙散㉔に戻すのが基本のイメージです．

ひとこと MEMO

　煎じ薬の時代，患者さんに「効いていないようなので，是非変更して下さい」と懇願されると，大塚敬節先生は「わかった！」と言って，同じ加味逍遙散を処方したそうです．そしてだんだんとよくなったそうです．煎じ薬だからできる芸当です．今はエキス剤なので変更せざるを得ません．そんな時，上記を試して無効なら，また加味逍遙散㉔に戻します．

不眠症・睡眠障害

ファーストチョイス

疲れて眠れない

気持ちが昂って

イライラして

ひとこと MEMO

不眠症にはベンゾジアゼピンが日本では頻用，むしろ濫用されています．イギリスのアシュトンマニュアルを見るといろいろと勉強になります．ベンゾジアゼピンと同等の効果を漢方に期待されても荷が重いところがあります．加味帰脾湯⑬を毎食飲んで熟眠感が増す患者さんや，また就寝前が有効という患者さんもいます．試すしかありません．

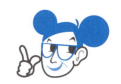

加味帰脾湯 ❶❸❼

3食毎に飲んでも，就寝前に飲んでも OK，まず試します．患者さんに「漢方には害はないので，安心して飲んで下さい！」と言えば OK．

酸棗仁湯 ❶❶❸

疲れて眠れないときに著効することがあります．また寝過ぎにも著効することがあります．不思議な漢方薬．

黄連解毒湯 ❶❺

気持ちが昂っているとき（漢方では気逆といわれる状態）に効きます．

抑肝散 ❺❹

かんしゃくを抑えます．黄連解毒湯❶❺との使い分けはむずかしいのでとりあえず試してみましょう．

ひとこと MEMO

　漢方薬に，即効性の導眠剤（つまり超短時間型ベンゾジアゼピン）の効果がある訳がありません．ただ，補助的には役に立ちます．脳科学の先生は，「脳を休めるには，暗い部屋で静かに横になっているだけで十分」と言います．「熟眠感は加齢に従って薄くなるのは当然のことですよ」と励ますだけで元気になる人もいます．

コラム：統合失調症今むかし

　漢方では基本的に対処すべきではない統合失調症も『蕉窓雑話』の二編の最後の方に記載があります．発狂の症状が出た病人には，熊胆（ゆうたん）や人参（にんじん），黄連（おうれん）などを続けてはならぬこと．実証では紫円（しえん）などで強力に瀉下させることが効果的なこともあること．突然発狂し，手がつけられないときには，中では座れないような小さな箱に閉じ込めると落ちつくこと．棒に縛ることが効果的であること．ともかく手足が自由であると，気持ちが益々昂ぶり，発狂の状態が長く続くこと．そして，普段から真面目でおとなしい人がいきなり発狂したときは，唇が青くなるまで，骨に染み入るほどの冷水を掛けることが効果的なことなどが記載されています．どれも現代医学からみると人権侵害とも受け取れる治療方法ですが，西洋医学的治療法が何もない時代にはそんなことを行っていたのです．

　また，当時は不治の病であった乳がん（原文では乳岩）についても記載があります．遅くても7，8年，早いと2，3年で死亡すると記載されています．和田東郭でも乳がんは治せなかったのです．そして同じく江戸時代の名医である華岡青洲も乳がんを漢方では治せなかったので，母親と妻を実験代にして全身麻酔を考案します．小説や舞台になっている『華岡青洲の妻』で有名ですね．1804年のことです．僕は歴史が大好きなので，そんな視点から古典を読むと楽しめるのです

（新見）

コラム：最高の名医 和田東郭

　『蕉窓雑話』は僕が漢方を教えて頂いている松田邦夫先生の師匠である大塚敬節先生がもっとも尊敬している江戸時代の漢方の名医，和田東郭の弟子達が師匠の診療を記載した書物です．モダン・カンポウは，処方選択のために漢方診療や古典の読破は不要という立ち位置ですが，それらを否定するのではなく，興味を持った段階でトライすればいいのです．僕もたくさんの漢方の書籍を読みました．やはり『蕉窓雑話』は最も面白く，そして臨床の役に立つのです．現代語訳した書籍はありませんでしたので，『飛訳モダン・カンポウ拾い読み蕉窓雑話』（新興医学出版社）として出版しました．是非，皆様も古典に興味を持ったら読んでみて下さい．コラムも多く他の僕の書籍からでは得られない知見がたくさん収載されているので面白いですよ．『蕉窓雑話』は5編からなっています．サイエンスが登場するよりも前の時代の智恵にて，現代では荒唐無稽と思える記述も多々ありますが，医師の心構えも記載されています．漢方の使い方も記載されています．また未婚の娘が妊娠したときのお話の仕方も載っています．そしてなにより役に立つのは，心の病に関することが多数記載されているのです．それも心の持ちようで改善する症状に関することが多数を占めています．ですから，西洋医である僕たちにも勉強になるのです．そしてそれを現代での診療でも応用できるのです．『蕉窓雑話』はそんな素晴らしい本なのです．

（新見）

コラム：移精変気

　心の持ちようで症状は変わることが，『蕉窓雑話』には多数記載されています．その根底にあるキーワードは「移精変気」です．このままの4文字で記載があります．移精変気のわかりやすい例は，「本当に明日から使える漢方薬　7日間速習コース」（新興医学出版社）に載っています．松田邦夫先生のお父上は蒔絵の人間国宝である松田権六翁です．その松田権六翁の親友が田口健二郎先生で昭和天皇の侍医でした．皇后陛下の第3回目のお産が難産でした．そこで田口健二郎先生が呼ばれました．そして陛下に，大きな声で産室まで届く声で，以下のようにおっしゃるように伝えたそうです．「お産はまだか？　できればもう一人女の子が欲しいものだ」女の子ばかりが続いていたので皇后陛下は悩んでいる，それが原因で難産であるのだろうという配慮なのです．そして天皇陛下の一声で無事に出産が終わったというストーリーです．こんな「移精変気」に関連する多数の症例が『蕉窓雑話』には登場します．ちなみに，松田権六翁のご子息の松田邦夫先生は田口健二郎先生と同じく漢方の名医になり，一方で田口健二郎先生のご子息の田口喜国さんは松田家に書生時代は住み込みをして，その後人間国宝になりました．そんなお話を毎週金曜日の松田邦夫先生の陪席時に伺うことが僕の大切な財産なのです．　　　　　　　　　　　　（新見）

食欲がないときは

六君子湯 ㊸

四君子湯㋕＋陳皮＋半夏が六君子湯㊸．食欲低下をキーワードに処方していると他の症状が治ることがあります．

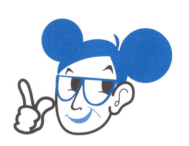

ひとこと MEMO

精神疾患に漢方薬で補助的に対処するときは，本人が困っていることのどれかに着目することも重要な作戦の1つ．そんな時のキーワードが食欲不振です．これをヒントに六君子湯㊸を気長に処方すると，心の病が治ることがあります．六君子湯㊸が効いているのか，時間稼ぎかは判然とはしませんが，「あの薬で治った」と喜んでくれることがあります．

うつ病もどき

ファーストチョイス

上記で胃に障る

ひとこと MEMO

　漢方薬は昔の知恵にて，現代の診断基準に従う必要はありません．モダン・カンポウでは病名からオートマチックに処方を決めますが，その病名の○○は，すべて「○○もどき」と言い換えて OK．昔の相関の知恵を現代に応用しているので，似たような訴えに有効なことが多いという経験側として理解し，使用することが成功への秘訣です．

加味帰脾湯 (137)

朝鮮人参と黄耆を含む参耆剤の帰脾湯(65)に柴胡と山梔子を加えた漢方薬．心の病に有効な遠志が含まれています．

帰脾湯 (65)

加味帰脾湯(137)を飲むと胃がもたれると訴える人がいます．そんな時には僕の経験ではほぼ全例，帰脾湯(65)が飲めますよ．

ひとことMEMO

加味帰脾湯(137)は朝鮮人参と黄耆を含む参耆剤の１つ．保険適用漢方エキス剤に参耆剤は10種類，１つ覚えるなら補中益気湯㊶，２つ目は十全大補湯㊽，３つ目は人参養栄湯(108)，そして加味帰脾湯(137)と帰脾湯(65)．あと５個は大防風湯(97)，半夏白朮天麻湯㊲，清心蓮子飲(111)，清暑益気湯(136)，当帰湯(102)である．心の病では加味帰脾湯(137)が頻用されます．

コラム：健康と医療のプラットフォーム屋になろう

　オックスフォード大学博士課程に5年間留学し1998年に帰国しました．移植免疫学のラボは順調に立ち上がりましたが，臨床ではあまりやることがありませんでした．そこで当時は誰もやっていなかったセカンドオピニオン外来を保険適用で始めました．これが漢方に興味を持ったきっかけです．たくさんの患者さんが日本全国からみえました．多くは正しい治療をされているのに患者さんは満足していません．そんな時に日本の医師は保険適用で西洋医学の補完医療である漢方薬を処方できることに気がつきました．むしろ補完医療として保険が効くのは漢方薬だけなのです．そこである意味致し方なく漢方薬を勉強し始め，自分に使い，家族に使い，そして有効性を確認し，さらなる勉強に励みました．運良く松田邦夫先生に直接教えて頂く機会に恵まれ10年以上が経過します．そんな松田邦夫先生から教えて頂いた知恵を簡単に，そして西洋医が使いやすく書き下ろしたものが『フローチャート漢方薬』です．松田邦夫先生の智恵が土台ですので，間違いはないのです．モダン・カンポウと称して啓蒙・普及に努めました．人がやっていないことをローンチ（導入）するのが僕の生き甲斐なようです．これからも新しい領域で医療にかかわっていきたいと思っています．そんな自分を最近は「健康と医療のプラットフォーム屋」と称して活動しています．

　　　　　　　　　　　　　　　　　　　　　　（新見）

女性の訴え

当帰芍薬散 ㉓

女性の訴え，生理，妊娠，出産をキーワードに処方します．妊娠，出産後のうつ症状に効果があることも．

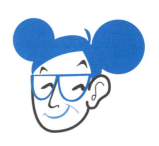

ひとこと MEMO

　当帰芍薬散㉓は古血の溜まり（漢方的には瘀血という）を解消する薬です．心の病と瘀血はあまり相関はありませんが，女性の訴えというキーワードで処方して，なぜか心の病も楽になったと言われることも少なくありません．当帰芍薬散㉓は華奢な人向け（虚証）の薬で，がっちりタイプ（実証）には桂枝茯苓丸㉕といわれます．

コラム：認知症プロジェクト

　元気な母でした．90歳までは本当に元気で100歳までも生き抜けると家族みんなが思っていました．ところが90歳から認知症が進みました．最期は僕のこともわかりませんでした．幸い，家内と娘はなんとか理解できました．そんな認知症の進行を食い止める方法を模索しています．認知症の進行防止には井戸端会議が相当効果的と思っています．なにより大切なことはアウトプットです．母は読書が好きでした．読書はインプットなので，ボケる前には有効なボケ防止ですが，ボケはじめると読書ができません．もちろん家族との会話が最良のアウトプットですが，家族も母だけに構えません．そんな状態をなんとか解消する手段の1つとして，英会話をマンツーマンで習うプロジェクトを立ち上げました．英会話の上達などを目指してはいません．英会話を道具として，毎日マンツーマンで30分の会話，アウトプットを楽しむのです．マンツーマンで30分の英語のレッスンは相当高額と思われます．ところがセブの英会話学校とネットでつなぐと，本当に安価でOKです．先方の創業者が社会貢献だから利益なしで協力すると言ってくれて，なんと毎月たった1万円で受講可能です．月曜日から金曜日まで毎朝30分のボケ防止のための英会話プロジェクトです．そんな医療だけでは解決できないことと起業家をつなぐマッチングをはじめました．これが健康と医療のプラットフォーム屋の1つ目の仕事です．

（新見）

高齢者の訴え

八味地黄丸 ⑦

六味丸(87)に桂皮と附子を加えると八味地黄丸⑦．それに牛膝と車前子を加えると牛車腎気丸(107)になります．高齢者には温める生薬である附子が好まれます．高齢者の諸々の訴えに！

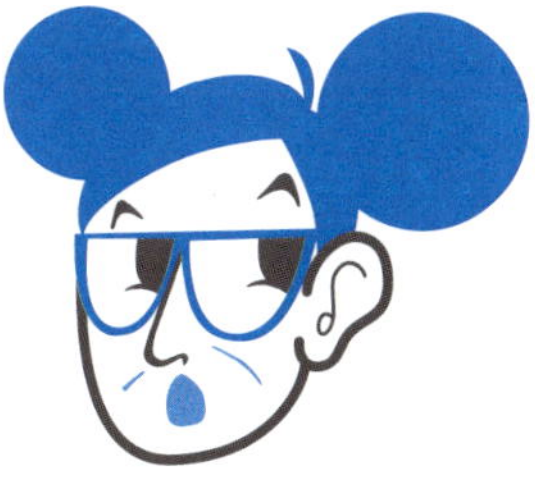

ひとことMEMO

附子含有漢方薬は，八味地黄丸⑦，牛車腎気丸(107)，真武湯㉚，桂枝加朮附湯⑱，大防風湯(97)など，どれも高齢者向きです．また附子は漢方と併用する形で生薬単体で増量できます．1.5 g/日から4週毎に増量すると効果的です．副作用は，発汗，ムカムカ，ドキドキ，舌がしびれるなどです．附子が増量できるようになると，漢方が楽しくなります．

発達障害・不登校

ファーストチョイス

頻回なあくび

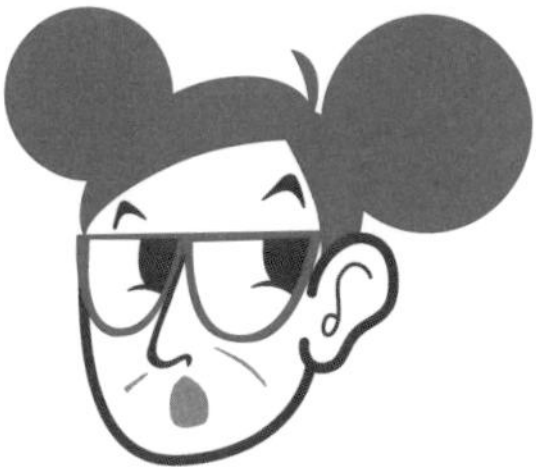

ひとことMEMO

松田邦夫先生は子どもには，五苓散⑰と小建中湯(99)でほぼ十分と言われます．僕は娘の発熱にほぼ麻黄湯㉗で退治でき，娘は幼稚園から中学校まで発熱で休んだのは2日だけです．僕は子どもには麻黄湯㉗を含めた3剤で十分と思っています．麻黄湯㉗は発熱時，小建中湯(99)はなんとなく元気がない時や腹痛，それ以外はすべて五苓散⑰で対応します．

小建中湯 ❾❾
しょうけんちゅうとう

桂枝湯㊺は桂皮，芍薬，甘草，大棗，生姜で，それに芍薬を増量したものが桂枝加芍薬湯㌀です．桂枝加芍薬湯㌀に膠飴（アメ）を加えると小建中湯❾❾になります．

甘麦大棗湯 ㊻
かんばくたいそうとう

甘麦大棗湯㊻の構成生薬は甘草，大棗，小麦です．すべて食べ物そのものが生薬として利用されています．

ひとこと MEMO

僕の外来では不登校の子どももすべてに小建中湯❾❾です．腹診をすると高頻度に腹直筋が硬く，棒のように触れるので「二本棒」とも言われます．モダン・カンポウでは処方選択に腹診は不要ですが，相関の知恵と思って腹診をしてみると結構面白く，不登校が解消するとこの二本棒も消失します．本当に不思議ですが，すべて患者さんが教えてくれます．

コラム：不登校プロジェクト

　健康と医療のプラットフォーム屋としての次のプロジェクトは不登校の児童への対処です．僕は外来でよく死ぬ話をします．「潔く旅立とう．それまで精一杯に生き抜こう．応援しますね」なんて会話をしているのです．母が亡くなって，次は僕の番だからと言い添えると，そんな死の話も笑って，そして楽しい未来を見据えた会話になるのです．ところが，「先生，私，死ねないんです……．障害の子どもがいて」という人が少なくありません．障害を持っている子どもの親は想像以上に多いのです．まず自分では生き抜けない人は社会がしっかりとサポートすべきです．そのために社会保障システムがあります．一方で不登校の子どもはなんとかしてあげたいのです．これまでの大多数の作戦は不登校の子どもを学校に行かせる作戦です．しかし，これほどコンピューターが進歩し，ネット社会になって，将来は人工知能（AI）も登場する時代です．いっそ考え方を変えて，人に会わなくても生きていける職能を身に付けてもらうシステムを作り上げればいいと思っています．一概に不登校児童とか障害のある人といっても人それぞれです．ですから，各人の能力を精一杯引き出して，そして親が先に天国に逝っても生きていける能力を付ける方法を探しているのです．そんな医療だけでは解決できないことと起業家の知恵をマッチングさせたいと思っています．

（新見）

ともかく困ったら

柴胡桂枝湯 ❿

小柴胡湯❾に桂枝湯㊺を加えた漢方薬．煎じ薬で共通の生薬は分量の多いものに合わせますが，エキスでは足し算となります．実は大棗，生姜，甘草が重複しています．

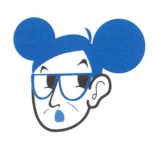

ひとこと MEMO

柴胡はこじれた状態（少陽病期）に使用する生薬です．少陽病期の代表的漢方薬が小柴胡湯❾で，そして華奢な人向けのかぜ薬の1つが桂枝湯㊺で，それらを合わせたものが柴胡桂枝湯❿です．ともかく，よくわからない経過の長い訴えには柴胡桂枝湯❿を処方しましょう．そして時間を稼いで，4週間後の次の外来までに他の可能性を探りましょう．

コラム：うつ病プロジェクト

　僕は労働衛生コンサルタントの資格を持っています．同級生が経営しているリハビリクリニックの産業医も行っています．また，いろいろな企業の産業医からの相談も受けています．そんな相談にうつ病に関することが相当あるのです．企業としてもうつ病は困ります．閑職に回して退職を暗に勧める企業もあります．労働組合との軋轢も生じます．本人は元気になりたいのに，うつ病という病名が重荷になります．

　マンツーマン英会話による認知症防止プログラムを作るためにセブに行きました．その学校には大学卒の先生が1,200人も常勤でいます．その学校は創立10年です．そして驚くべきことに今まで1人もうつ病がいないそうです．そして1,200人の家族を調べたところ，またまたうつ病はいませんでした．フィリピンの気候や風土もいいのだと思います．またうつ病を患って，自分の意思で会社を辞めて，セブに英会話の長期学習に来て，無事回復した友人がいました．そこで，うつ病になりかけて困り始めているような人に，企業と本人が折半で費用を負担し，語学留学と称してセブで数ヵ月過ごすプロジェクトを企画しています．企業側も有能な人材に何もできずにいるよりはずっと生産的です．本人もうつ病で休職となるよりも，長期語学留学での休職は格好いいではないですか．そんな社会に役立つプロジェクトを健康と医療のプラットフォーム屋は日々考えているのです．

〈新見〉

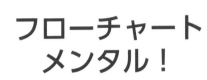

フローチャート
メンタル！

古郡規雄

幻覚・妄想状態

統合失調症

認　知　症

ひとこと MEMO

　原則として幻覚・妄想は漢方ではなく抗精神病薬を用います．統合失調症は病態が重篤であるためしっかりとした薬物で治療するべきです．最近では副作用の少ない患者の負担になりにくい薬物が登場しています．しかし，未成年の軽い幻覚妄想症状はストレスの結果，感情に左右されることが多いため，安定させる目的で漢方を使用する可能性はあります．

▶▶▶ 漢方薬は使用しない

まず第2世代抗精神病薬を投与します．

▶▶▶ 抑肝散 ㊹ ★★

1日3回食前に各1包で内服します
(屯用追加可)．

ひとこと MEMO

抑肝散㊹を構成する生薬は，蒼朮，茯苓，川芎，当帰，柴胡，甘草，釣藤鈎です．抑肝散㊹を構成している生薬をトラディショナルな考え方でみると，釣藤鈎，柴胡はウツウツ気分に，当帰は貧血・栄養障害に，川芎は古血の溜まりに，蒼朮，茯苓は水のアンバランスに対して用いられます．

躁状態

双極性障害

認　知　症

ひとこと MEMO

行動制限や入院を必要とするような躁病エピソードのある場合は鎮静作用の強い情動安定剤か非定型抗精神病薬を使う必要があります．これも統合失調症と同じで，病態が重篤であるため漢方の守備範囲をはるかに上回っていると考えるべきです．速やかに入院施設のある精神科専門医に紹介しましょう．

漢方薬は使用しない

第2世代抗精神病薬を中心に情動安定薬を追加します．

抑肝散 54 ★★

1日3回食前に各1包で内服します
（屯用追加可）．

ひとこと MEMO

抑肝散54は鎮静による転倒をきたさない薬剤です．認知症のBPSDに強い鎮静剤を用いることがありますが，副作用による転倒⇒大腿骨頭骨折⇒寝たきり⇒誤嚥性肺炎で亡くなるというパターンをよく見かけます．老年期に鎮静剤を用いる場合は注意が必要ですが，その点漢方薬なら安心ですね．

コラム：メタアナリシス

　最近はメタアナリシスが流行っています．ランダム化比較試験（RCT）のメタアナリシスは，根拠に基づく医療において，最も質の高い根拠とされています．過去に行われた臨床試験の結果を統合し，利用可能な治療法の有効性・安全性を系統的に比較するための新しいエビデンス統合の方法論です．エビデンスにはヒエラルキーがあり，このメタアナリシスが最も強いエビデンスとなります．直接比較をした試験が1つもない場合でも，間接比較のエビデンスによって，ネットワーク上のその他のすべての治療と有効性を比較できる統計手法をネットワークメタアナリシスと呼びます．

　しかしながら臨床的に実感に合わないという反論もよく聞きます．有意差のついた研究だけが出版された可能性や個々の研究で質や研究目的，プロトコルが異なるものを同じ重みづけで解析していることが問題です．さらに，個々の研究では良い結果が出なくて統合すれば有意差がつくという一面があります．臨床的に実感できる差なら個々の研究でも結果が出るはずです．メタアナリシスでようやく差がでる所見は，臨床的に役に立つ結果とはいえないでしょう．さらにRCTは組み入れ基準が厳しく，臨床で遭遇する患者全体のごく一部の対象群での結果ですので，この結果の寄せ集めもメタアナリシスが，患者全体に通用すると考えるのは危険です．メタアナリシスの結果がいくら優れていても臨床家に受け入れられなければ発売中止に追い込まれます． 　　　　　　　　　　　　　　　（古郡）

コラム：エキスパート・コンセンサス

　古くから専門家のコンセンサスによる「手引書」は多数ありますが，1990年代以降のEBMの普及に伴って最新の臨床研究に根拠を置くガイドラインが国内・海外共に増加しています．診療ガイドラインとは，診療上の重要度の高い医療行為について，エビデンスのシステマティックレビューとその総体評価，益と害のバランスなどを考量して，患者と医療者の意思決定を支援するために最適と考えられる推奨を提示する文書を示します．まず，臨床上の重要課題を取り上げるクリニカルクエスチョン（CQ）を設定し，それについてあらゆる言語の論文を徹底的に調べ上げます．1つのCQに対して，5〜8個の角度からMedlineなど検索エンジンを用い検索を行います．エビデンスレベルの高い論文を一定の法則で引っ掛けアブストラクトチェック，その後，通読チェックをして一定の見解を作成します．この時の労力が膨大です．1つのCQあたり数千もののアブストラクトチェックから論文精読を5〜8回行い，1つのCQに対する答えを導き出します．その際，益と害のバランスへの配慮が重要とされ，患者の希望・価値観への配慮も取り込まれます．結果として，「推奨される根拠が明確でなかった」という結論しか得られない場合もあります．

　一方，個人的見解ですが，漢方はまだ「手引書」の域すら出ない感があります．今後は様々な角度からエビデンスが出て，日本医療機能評価機構に認められる診療ガイドラインが作成されれば良いですね．（古郡）

重症うつ状態

抑うつ気分

微小妄想

自殺念慮

ひとこと MEMO

重症うつ病は自殺と密接な関係を持っています．強い希死念慮が多く，即効性のないことが多い漢方薬は使用するべきではありません．明らかな自殺念慮のある場合，入院施設のある精神科専門医に紹介するべきです．一方，重症うつ病患者は病気という認識を持っていないことも多く，精神科受診の拒否もみられます．このような場合は家族の協力を得ましょう．

抗うつ薬

抗うつ薬を十分量,十分期間用います.

 ## 抗精神病薬

抗うつ薬と抗精神病薬の併用が最も優れています.

 ## 電気けいれん療法

精神科治療のなかで最も効果がある方法です.入院して施行します.

ひとこと MEMO

　抗うつ薬はプラセボと治療効果が類似しています.言い換えればうつ病患者はプラセボ反応が生じやすいということです.漢方薬でうつがよくなる時はプラセボ効果が含まれている可能性があります.しかし,どういうメカニズムであっても患者がよくなることには変わりありません.何を用いてどのようにプラセボ反応を引き起こすのかも医師の腕といえます.

コラム：抗精神病薬の使い方

　統合失調症の治療の基本は薬物治療です．脳の神経伝達物質の機能異常により様々な症状が出現するので，神経伝達物質を調整する薬物が必要です．統合失調症では脳内で大量のドパミンが放出され幻覚・妄想が出現するため，脳内のドパミン神経遮断薬が治療に用いられます．

　急性期であっても抗精神病薬を何種類も併用するのではなく，なるべく単剤で使用し，量についても効果が十分で副作用がなるべく出ない用量に調整します．総合的にみて第2世代抗精神病薬が第一選択です．評価は2〜3週間後に行います．効果がなければ，他の抗精神病薬に変更します．それでも効かない場合はクロザピンに変更します．抗精神病薬を，特に大量に長期にわたって使用すると，遅発性ジスキネジアなどの副作用の問題が出てくるほか，強い薬を飲みつづけることによって，患者さんの活動性や社会性や認知機能が大きく落ちてしまうという問題もあります．

　回復期になると症状の再燃を予防する治療になります．薬物治療を行わないと1年以内の再発率が65〜80％にも上るのに対して，薬物による維持療法を行えば再発率を25％以下に抑えることができます．この時期はいかに服薬を持続してもらうのかが課題となります．そのため，不快な副作用を抑えると同時に糖尿病などの身体合併症を管理していくことが重要です．

　最近では双極性障害，小児の自閉症スペクトラム障害や治療抵抗性うつ病にも使用されます．　　　（古郡）

コラム：抗てんかん薬の使い方

　どんな疾患でも共通ですが，まず「てんかん」の診断をつけます．この時，問診や診察，脳波検査を参考にしながら総合的に診断をつけます．てんかんと誤診されると患者さんの負担が大きいので，脳波の判読には慎重であらねばなりません．初回の発作のみで投薬を開始しません．脳波で棘徐波結合などの明らかなてんかん原性所見があれば，初回発作とされても再発の可能性が大きいので，社会的な状況も考慮し，よく説明して治療を開始します．一方，脳波が正常でもてんかんと思われる発作が複数あれば治療します．次に発作の型を決めます．部分発作なのか全般発作なのかの区別が大変重要です．部分発作ならカルバマゼピンを，全般発作ならバルプロ酸が第一選択薬です．大抵の発作はこれでおさまります．薬物療法での発作寛解率は 70〜80% といわれており，難治性てんかんの頻度は約 30% となります．まず，単剤で使用し，2〜3 回切り替えても発作がコントロールできない場合，併用します．①発作が起きた場合，②薬の種類や量を変える場合，③副作用を疑う場合には血中濃度測定を行います．小児期に発症したてんかんは大人になると完治し，抗てんかん薬が必要なくなる場合が多いと思います．しばらく発作がなければ漸減し，最小用量で数年間発作がなければ投薬終了とします．治療がうまくいかない時に考えておきたいのは，心因性非てんかん性発作（いわゆる偽発作）の除外です．複数回のビデオ脳波同時記録が鑑別のポイントです． 　　　　　　　　　　　　　　　　（古郡）

認知症

どんな中核症状にも

周辺症状

ひとこと MEMO

　認知症そのものを改善する薬物は今のところありませんが，進行を遅らせる薬物はいくつか存在します．一方，認知症の周辺症状には，介護への抵抗，易怒，暴力行為，不眠，徘徊などがあり，介護者の負担と直結します．このような周辺症状に向精神薬を用いると副作用が強いため，漢方薬が役に立つことが多いです．

≫ 漢方薬はありません

記憶力低下，見当識障害，失語，失行，失認などに効果のある漢方薬はありません．

≫ 抑肝散 54 ★★★★

周辺症状に一番よく使われます．周辺症状の詳細は後述します．

ひとこと MEMO

抑肝散54はセロトニン神経系のバランスを回復することで不安やうつ症状，攻撃的行動を軽減，グルタミン酸神経系の過活動を防止することで神経細胞を保護し，興奮や不穏などを緩和すると考えられています．特に，幻覚，興奮，攻撃性，易刺激性（刺激に対して過敏に反応する）といった，興奮性の周辺症状の改善が認められています．

認知症の周辺症状・1

イライラ

抑肝散 54 が胃に障る

ひとこと MEMO

認知症の人では，記憶障害，見当識障害，失認，失行などの中核症状以外に，周辺症状（BPSD）として幻覚，妄想，せん妄，興奮，攻撃的言動，徘徊などの多彩な精神症状や行動障害が認められます．抑肝散54は，高齢の認知症患者さんのイライラ，易興奮性などの症状に有効であることが報告されています．

抑肝散 ㊷ ★★★★

暴力，徘徊，せん妄，興奮などの神経過敏状態のときに使用します．

抑肝散加陳皮半夏 ㉃ ★★★★

日本で生まれた処方です．

ひとこと MEMO

抑肝散㊷には比較的高い頻度で胃重感が認められます．このような場合は，抑肝散加陳皮半夏㉃を用います．さらに副作用として，血圧上昇，むくみ，手足のしびれ・痛み，低カリウム血症，息切れ，発熱，発疹，褐色尿，吐き気，下痢があります．低カリウム血症は自覚症状に乏しく，定期的な採血で見つける必要があります．

認知症の周辺症状・2

元気がない

アパシー

食欲低下

ひとこと MEMO

アパシーでは，以前行っていた趣味や家事など日常の活動や，身の回りのことに興味を示さなくなり，意欲が喪失し，かかわりあいを避け，発動性が低下します．うつ症状との鑑別は，「うつ症状で認められるような不快な気分や，自律神経症状を伴わない」ことが挙げられています．アパシーに効果の認められた西洋薬は少ないため，漢方薬の役割が高そうです．

補中益気湯 ㊶ ★★★

食欲低下，全身倦怠感，うつ傾向，風邪をひきやすいなどのなんとなく弱っている症状に用います．

人参養栄湯 ⑩⑧ ★★★

体力低下や疲労倦怠，食欲不振など，に用いられますが，アパシーとうつは鑑別が難しいので，まずは人参養栄湯⑩⑧で様子を見ます．

六君子湯 ㊸ ★★★

手足が冷える，うつ傾向にも効果があります．

ひとこと MEMO

補中益気湯㊶は体力のない虚弱な人に用います．体力の旺盛な元気な人に用いても効果は望めません．重い副作用はありませんが，配合されている生薬の甘草を大量に服用すると偽アルドステロン症を起こすことがありますので注意します．人参養栄湯⑩⑧は，食欲不振，悪心，嘔吐のある人などに用います．

けいれん・てんかん

真性てんかん

心因性,
非けいれん性発作

ひとことMEMO

てんかんは非常に多彩な症状を持っているため,意識をなくした,けいれんしているというだけでてんかんの診断を下してはいけません.一方,意識のなくならないてんかんもあり,鑑別が難しく,専門家による診断が必要です.心因性のけいれんの場合,不安がベースにあるため漢方薬で効果があることも多いです.

抗てんかん薬

西洋薬が必要になります．漢方薬は用いません．

抑肝散加陳皮半夏 ㊳ ★★★
よくかんさんかちんぴはんげ

一般には偽性てんかん発作といわれています．
青筋をたてて憤怒しやすく眠れない人に向いています．

ひとこと MEMO

　てんかんは昔から存在する見た目も派手な疾患なので，古くから漢方薬治療が試みられていたようです．しかし，西洋薬のけいれんを止める効果は圧倒的であるため，まず西洋薬を用います．漢方薬はあくまで併用で用います．

コラム：メンタルを漢方でみるときの心得

　メンタルを漢方でみるとき，まず初めに精神病か精神病でない（神経症）かを区別します．精神病というのは幻聴や妄想など了解不能な状態です．たとえば，テレビ塔から電波が出て自分を操っているとか，自分は天皇の子どもだといったことです．現実と非現実との区別がつかない現実検討能力の障害された状態を精神病状態といいます．精神病のなかにも様々な病気がありますが，その代表が統合失調症と双極性障害です．このような精神病には漢方は効きません．てんかんや認知症も漢方薬は効きません．西洋薬が第一選択薬です．

　だれでも初めての人と会うときには緊張して，不安を感じます．人によっては腹痛が起こるでしょう．それでも，あいさつを交わして話ができればいいのですが，不安が強すぎて人と会えなくなってしまうことがあります．また，だれでも高いところは恐いですが，でも駅の階段も恐くて上れなくなると，生活していくのに困ります．このような人たちが感じる不安や恐怖は，多くの人達が大なり小なり感じることで了解可能です．また，このような人たち自身，普通に行動できないことを自覚しています．これを神経症といい，精神病ではありません．さらにストレスの影響が体に現れる病気の代表的なものが心身症です．つまり，ストレスが蓄積されたために身体に疾患（病態）が現れた状態を指します．その病態は，循環器系，呼吸器系，消化器系，神経系，泌尿器系など，あらゆる領域に現

れます．これも了解可能であるため精神病でなく広い意味で神経症です．漢方薬はこの神経症と心身症を得意分野にしています．神経症では漢方薬が第一選択薬といっても過言ではありません．

　おそらく漢方薬には心身症の身体症状だけでなく，その背景にある精神的不調にも効果をもたらすように生薬が配合されていると思われます．純粋な身体疾患に漢方を使ってもある程度効果があると思いますが，器質的病変がはっきりしないのにもかかわらず症状が持続する心身症は従来の漢方薬の得意とするところです．一方，病因がしっかりしている内科は西洋薬の方が効果的と考えています．この点では精神科も内科も同じです．

　つまり，漢方薬治療は，神経症と心身症は GO，精神病は STOP です．

〔古郡〕

コラム：他科の先生へ，精神科医からのメッセージ

　精神疾患はあいまいでよくわからないと思われているかもしれません．実際精神科医にとってもその通りでよくわからないです．精神症状や状態像は目に見えない抽象的概念で構成されています．数多くの患者を診ていると自分なりの分類ができあがり，それが先人の分類と同じものなのか，どの部分が異なるのかを検討し，微修正を繰り返しています．そして実は，同じ患者を診ても診断一致率が極めて低いというデータが多数見られます．そのため操作的診断基準で似たような症状がいくつあるかで診断が暫定的に決定されます．DSM-5 などの診断基準を用いて診断名をつけますが，これは病態解明が進むまでの仮病名です．診断があいまいであるがゆえに病態解明が進まないというジレンマに陥っています．ですので，精神科医に根拠があるわけでなく，自分の経験則から暫定的に診断をつけていると思った方がよいでしょう．

　特に問題なのが「うつ状態」と紹介状に書かれている場合です．この裏には「うつ病」といい切れない何かが潜んでいるというメッセージを感じます．そしてそれは精神科医がもっている典型的なうつ病とは明らかにかけ離れていることを意味しています．多くは神経発達症群（発達障害）やパーソナリティ障害群などの他の精神疾患によって引き起こされた二次的なうつ状態を意味することを読み取る必要があります．

　精神疾患，特に神経症は人格や生活史，対人関係能力など複雑な背景のもとに現在の環境因子が加わり精

神科の症状が誕生します．根本的な治療は人格の成熟を促すことや，自分の存在を問い直しアイデンティティーの再構築を促すことにあります．しかし，これは精神科医であっても難しいことが多く，薬物治療でお茶を濁していることが多いです．一方，単純な精神病理を難しく考え，患者をひっかきまわし医原病を引き起こしているケースも散見されます．他科の先生はこのような面倒くさいことはせず，目の前にある症状に対し，対症療法的に漢方を使用していただきたいと思います．意外と対症療法で決着がつくことが多いのです．

　軽いメンタルの病態が隠れていると考えられる場合，西洋薬では選択的セロトニン再取り込み阻害薬（SSRI）を少量（推奨初期用量の半量）使用してみてください．悪心と眠気に気をつけながら2週おきに増量してみてください．症状がコントロールできた場合，そのまま継続し，ゆっくり減量していってください．

　SSRIでうまくいかないときは精神科医にご紹介ください．

〈古郡〉

抑うつ状態（軽症うつ病）・1

気が晴れない

のどのつかえ

やる気が起きない

ひとこと MEMO

　軽症うつ病の場合，環境調整や休息，逆に軽い運動や生活リズムの改善で軽快することが多くあります．さらに，抗うつ薬の治験などでもプラゼボ群の治療反応が高く，「治療されている」という構造が効果的に働くことがよくあります．吐き気や眠気の副作用で抗うつ薬が飲めない人に漢方薬が効果的なこともあります．

>>> **香蘇散 ㊆** ★★★

気が晴れない，頭が重いなどにも．

>>> **半夏厚朴湯 ⑯** ★★★★★

ついせき払いをしてしまうような症状に．

>>> **補中益気湯 ㊶** ★★★

ストレスにより食欲が衰えて全身症状が出ている時に．

ひとこと MEMO

　香蘇散㊆は胃腸虚弱で神経質の人の風邪のひきはじめに効果があると言われています．半夏厚朴湯⑯は「メモ証」とも言われ，几帳面にメモを書いて渡したり，話をメモする人に効果があると言われています．

抑うつ状態（軽症うつ病）・2

不　安

眠りが浅く何度も目が覚める

ストレスに弱い

ひとこと MEMO

うつ病の治療で「不安」は厄介な症状です．うつの中核症状が取れても，不安が残遺すると再発のリスクが格段に高まることが報告されています．不安を抱えて生活を続けると神経が容易にダウンすることでうつ病が再発するというわけです．漢方薬はこのうつ症状にも対応できますので，抗うつ薬と漢方薬の組み合わせで不安に対処していきたいものです．

加味帰脾湯 ⑬⑦ ★★★★

よく夢にうなされて起きる，昼間疲れやすく，寝てもその疲れがなかなかとれないタイプに．

柴胡加竜骨牡蛎湯 ⑫ ★★★

よく夢をみるタイプに．

桂枝加竜骨牡蛎湯 ㉖ ★★★

ちょっとしたことで怒ってしまう，ストレスで食欲がなくなるタイプに．

ひとことMEMO

加味帰脾湯⑬⑦は不安，焦燥，心悸亢進，高血圧，食欲低下，倦怠感，貧血，血色の悪い人で倦怠感が強く，不安のある人に使います．柴胡加竜骨牡蛎湯⑫は怒りを外に出さず内にため込むタイプ．サラリーマンに多く，悪夢，仕事の夢を見たり，ウツウツとした人に有効です．桂枝加竜骨牡蛎湯㉖は不安，焦燥，心悸亢進に有効です．

コラム：抗うつ薬の使い方

　抗うつ薬は主にセロトニン，ノルアドレナリン，ドパミンのトランスポーターの再取り込み阻害によって効果が発現されます．現在うつ病の第一選択薬として主に用いられている抗うつ薬には，セロトニン再取り込み阻害薬（SSRI），セロトニン・ノルアドレナリン再取り込み阻害薬（SNRI），取り込み阻害によらないノルアドレナリン作動性・特異的セロトニン作動性抗うつ薬（NaSSA）があります．三環系抗うつ薬は抗コリン作用などの副作用や心毒性の危険性から，第一選択として使われることは少なくなっていますが，効果は最も強い薬です．

　不快な副作用があると薬を続けて飲むことができません．不快な副作用としてSSRIやSNRIでは投与初期の嘔気ですし，NaSSAは眠気があります．したがって，初期投与量はできるだけ少量にした方がよいです．慣れてきたら十分量まで増量することが重要です．抗うつ効果が発揮されるまで一定の時間がかかると言われていますが，これはプラセボと差がつくまでの時間を指しています．ベースラインから抑うつスコアが低下し始めるのは（効果が出現するのは），投与初期からでも認められます．この投与初期の抗うつ効果はプラセボ反応と解釈されているのですが，患者さんが良くなることに変わりありません．6〜8週間服用しても効果が出ないときは別の薬に切り替えます．さらに，生活習慣の見直しや疾病教育，環境調整などを並行して行うことも重要です．

〔古郡〕

抑うつ状態（軽症うつ病）・3

のぼせて顔がほてる

黄連解毒湯 ⑮ ★★★
黄連・黄芩・黄柏の3つの冷ます作用の生薬が，炎症を鎮めます．

ひとこと MEMO

　のぼせの原因は血管が広がりっぱなしになることです．そのため，脳の血液の循環に異常が出ます．女性ホルモンの乱れといったホルモンバランス異常や，ストレスや緊張によって生じる自律神経の乱れといった精神的な要因があります．予防として，血圧の急激な変化をなるべく抑えて体温調節をしっかりとすることが重要となります．

更年期のうつ状態

症状が変わる

症状の固定した人

色白でやせ型

がっちりタイプ

ひとこと MEMO

更年期は自分の身体の老化を強く意識してしまったり,老後の生活への不安を感じるのに加え,子どもの成長や巣立ち,夫婦関係などで生活の変化が大きく,また介護の負担も生活にのしかかってきます.「母親」としての役目が終わってしまったことへの寂しさが喪失感となってうつ状態に陥ることがあります.

加味逍遙散 ㉔ ★★★★★
イライラなどがあり便秘の傾向，冷え症に．

女神散 ㊻ ★★★
のぼせやめまい，頭痛・頭重感，便秘，腰痛などに．

当帰芍薬散 ㉓ ★★★★
足腰が冷える，便秘がち，生理不順，寝つきが悪いなどに．

桂枝茯苓丸 ㉕ ★★★★
肩こり，頭が重い，めまい，のぼせて足が冷える，むくみやすい，皮膚炎などに．

ひとこと MEMO

漢方薬は，ピルや西洋薬のように即効性を得るのは難しいかもしれません．ですが，しっかり飲み続けることで，身体は少しずつよい方へと変化していきます．少なくとも1ヵ月くらいは続けてみるように指導してください．

高齢者のうつ状態

- 血色の悪い人
- 体力が落ちている
- イライラしている
- 訴えの多い人

ひとこと MEMO

高齢者のうつは鑑別が難しい疾患です．脳器質性疾患などで意欲の低下（アパシー）が存在すると「うつ」と間違われることも多くあります．年齢を重ねるなかで，神経伝達物質や神経細胞が減るなどの変化が起き，将来への漠然とした不安や喪失体験への対処能力が落ち，世間への関心も失います．抗うつ薬の効果も限定的です．

加味帰脾湯 137 ★★★★
食欲がなく寝不足，貧血や健忘にも．

補中益気湯 41 ★★★
手足がだるい，言葉に元気がない，目に勢いがないなどにも．

抑肝散 54 ★★★★
神経過敏，興奮傾向にも．

八味地黄丸 7 ★★★
下半身が弱く，しびれ感，腰痛，口渇，ほてりのほか，夜間の頻尿，尿漏れなど排尿異常があり，体が弱っている人，目のかすみなどにも．

ひとことMEMO

　高齢者のうつは弱々しくなっている状態（虚証）と考えます．そのような状態の人であればあるほど，漢方薬の効き目がわかりやすいと感じています．そもそも漢方薬とは，衰えた機能を補い，回復させ，全身状態を良くして元気にするのが得意なので，漢方薬が高齢者のうつによく効いても全く不思議ではないのです．

子どものうつ状態

神経の高ぶり

虚弱体質

ひとこと MEMO

　子どもはふつう元気です．元気がないときはまず風邪などの身体の病気を疑いましょう．しかし，心理的に追い詰められたとき，子どももうつ病に似た症状を呈することがあります．子どもは言葉で自分の考えや気持ちを正確に伝えることができないことが多いので，睡眠や食欲，いら立ちなどを目安にします．特にいら立ちは子どものうつに特徴的です．

小建中湯 ❾❾ ★★★★
しょうけんちゅうとう

飴入りで甘い味の漢方薬なので子どもも飲めます．

補中益気湯 ㊵ ★★★
ほちゅうえっきとう

元気が足りないときに用いる漢方薬．元気な人，体力のある人でも疲れたときには屯服で有効です．

ひとこと MEMO

　基本的に子どもは薬に強く，副作用が出にくいです．小建中湯❾❾にはストレス反応の初期から認められる交感神経系の過緊張を緩和しながら，疲労を改善して意欲を高める効果が期待できます．甘草含有漢方薬の副作用が話題となることがありますが，高齢女性に多いようです．

コラム：気分安定薬の使い方

　気分安定薬は，躁状態とうつ状態の治療と予防に効果のある薬で，双極性障害（躁うつ病）への薬物治療の基本となる薬です．気分安定薬の薬理作用については明確でありません．現在日本で使用できる気分安定薬4剤に共通する薬理作用がないからです．気分安定薬は，大きく2つに分けることができます．微量元素のリチウムと抗てんかん薬のバルプロ酸，カルバマゼピン，ラモトリギンです．

　双極性障害の躁病エピソード，うつ病エピソード，あるいは維持期にかかわらず，気分安定薬は基本薬として続けて服用します．双極性障害は完治することが少ないので長期間服用します．ただし，妊娠中・授乳中の服用の安全性は，薬の種類によって注意点が異なります．双極性障害の治療の基本は，気分安定薬のみを用いて，気分の変動が大きくなりすぎないようにすることです．状況に応じて，他の薬も使われます．例えば，うつの症状が強い時には，抗うつ薬が用いられますが，抗うつ薬単独での使用は推奨されていません．また，場合によっては，第二世代抗精神病薬が使われることもあります．気分安定薬に効果がない場合は電気けいれん療法（ETC）が適応となります．

　気分安定薬は脳の神経細胞の活動を安定させることから，片頭痛をはじめとした頭痛の予防効果も期待できます．

　共通の副作用は眠気・ふらつき，体重増加，吐き気です．さらに一部の薬に薬疹が出ます．見過ごすと重症化します．　　　　　　　　　　　　　　　　　　（古郡）

コラム：睡眠薬の使い方

　不眠と一口にいっても，定義としては，入眠困難，早朝覚醒，中途覚醒および熟眠障害という 4 つのパターンに分けられます．不眠症は不眠に加えて日中の QOL の低下（倦怠感，眠気，集中力の低下）が合併している状態を指します．症状によって短時間作用型や長時間作用型などの睡眠薬を使い分けます．

　今，不眠に使用されている薬の 75％がベンゾジアゼピン系睡眠薬ですが，現在はメラトニン作動薬やオレキシン拮抗薬など異なる薬理作用の睡眠薬があるので，使い分けができるようになりました．睡眠–覚醒リズムが狂っている時はメラトニン作動薬が良いですし，不安などで眠れない場合はベンゾジアゼピン系睡眠薬が良い適応になります．ただし，ベンゾジアゼピン系睡眠薬は常用量依存という問題があり，離脱症状のため，減量中止ができなくなっていることが多いです．最初の睡眠薬が効かない場合，別の薬理作用の睡眠薬を試すか，併用すると効果が得られることがあります．

　また，薬物治療を行う前に，睡眠衛生指導を行うことが推奨されています．例えば，日中に光を浴びるように，カフェインは夕方以降は服用しないように，昼寝は 20 分まで，規則正しい生活を送ることなどです．睡眠覚醒リズム表を記載してもらうだけで睡眠状態が改善することもあります．

　薬物治療に十分な効果がない場合，認知行動療法を行うことも推奨されています．しかし，治療者に特別な訓練が必要であるため，どこでもできる治療法ではありません．

（古郡）

不眠症・1

怒りで眠れない

抑肝散 54 が胃に障る

不安で眠れない

ひとこと MEMO

これまで不眠にはベンゾジアゼピン系睡眠薬が盲目的に処方されてきました．しかし，最近になり，ベンゾジアゼピン系睡眠薬の常用量依存の問題，さらに睡眠薬や抗不安薬の処方制限などで不眠症に効果を示す漢方薬が注目されています．切れ味はそれほどよいとは言えませんが，副作用が少ないので安心して処方できます．

抑肝散 54 ★★★★★

転倒リスクが少ないのが魅力です．
1日3回 and/or 就寝前など，どう飲んだら効くか試してみましょう．

抑肝散加陳皮半夏 83 ★★★★★

胃が重くなりにくい漢方薬です．

酸棗仁湯 103 ★★★★★

西洋薬に併用してベンゾジアピンの量を4分の1まで減らせたという報告あります．就寝前に飲むと効くケースが多いです．

ひとこと MEMO

　睡眠薬の多剤併用が問題となっています．酸棗仁湯103などの漢方薬は睡眠薬とはみなされていないので，併用しても保険点数の減点はありません．しかし，西洋薬を2剤使用して眠れない人に漢方薬を併用しても，上乗せ効果はそれほど期待できません．むしろ生活習慣の改善や抗精神病薬の使用などの西洋薬の見直しが必要になることが多いと思います．

不眠症・2

> **がっちりタイプの悪夢**

> **華奢タイプの悪夢**

ひとこと MEMO

一般的に漢方薬は食間や食前に1日2〜3回に分けて服用するとされています．しかし，睡眠作用を期待して漢方を出す場合は，1時間後に眠くなることが多いので就寝前1時間前に服用すると良いでしょう．私は夕食前に1包と就寝前に1包を服用してもらっています．患者さんそれぞれの好みがあるようなので試してもらっています．

柴胡加竜骨牡蛎湯 ⑫ ★★★

怒りを外に出せず，内にため込むタイプ．サラリーマンに多く，悪夢や仕事の夢を見る，イライラ，不安で眠れないなどに．

桂枝加竜骨牡蛎湯 ㉖ ★★★

神経過敏で興奮しやすい人，疲れやすい人に．

ひとことMEMO

　不眠症に対する西洋薬と漢方薬の服用する順番はどちらでも構わないです．まず，標準的な西洋薬の睡眠薬を服用し，それでも効果がなければ漢方薬を追加しています．スイッチすると西洋薬の離脱症状が出ることがあり，何が悪影響を及ぼしたのかわからなくなります．軽症の場合は漢方薬だけでコントロールできることが多いです．

コラム：精神療法

　薬などで脳や身体に直接働きかける方法を使わず，話をしたり，話を聞いたりすることで治療する精神科独特の方法を，サイコセラピーといいます．これを心理学の世界では心理療法と訳し，精神科医の世界では精神療法と訳しました．精神療法には大きく分けて2つの方向性があります．1つは支持的精神療法といい，精神療法の基本です．治療者は患者さんの話に耳を傾け，共感を示し，サポートします．自分の考えに自信をもてない人や，いろんな考えで混乱している人に向いている治療法です．その作業を通じて新しい理解や洞察に自発的にたどり着き，最終的にカウンセリングが終結した後には，カウンセリングにおける経験を生かして患者さんが実生活の問題や悩みに主体的に相対していけるように導くものです．特殊な技法を必要としませんが，傾聴と共感力が必要であり，そんなに簡単ではありません．

　もう1つは治療者がもっと積極的に助言する方法で，認知行動療法がその代表です．認知行動療法とは物の考え方，感じ方，行動の習慣を変えるための集中的な指導を提供する治療法です．認知行動療法はうつ病やパニック障害で薬物療法に匹敵する効果があると証明されていますが，実施できる施設が限られています．治療者により効果にばらつきが大きいことが問題です．また，通常は30〜50分の時間が必要となり，日常診療の枠では実施できないことも問題です．

（古郡）

ヒステリー

> ヒステリー

柴胡加竜骨牡蛎湯 ⑫ ★★★
抑うつ，精神不安，不眠，頭痛，肩こりにも．

ひとこと MEMO

　ヒステリーという用語は現在の精神医学の診断名には存在しませんが，臨床では慣用的に使用されています．心理的要因で意識消失や身体症状を呈するものの総称です．症状が派手なので周囲の人は驚きますが冷静な対処が必要です．ヒステリーをくり返す人には漢方薬が著効です．

のぼせ

のぼせ

倦怠感

ひとこと MEMO

のぼせの原因は血管が広がりっぱなしになることです．そのため，脳の血液の循環に異常が出ます．女性ホルモンの乱れといったホルモンバランス異常や，ストレスや緊張によって生じる自律神経の乱れといった精神的な要因があります．予防として，血圧の急激な変化をなるべく抑えて体温調節をしっかりとすることが重要となります．

黄連解毒湯 ⑮ ★★★★

イライラして不安になる，のぼせや目の充血，鼻血，胃のつかえに．

加味逍遙散 ㉔ ★★★★

精神不安や不眠傾向，抑うつ，倦怠感，食欲不振にも．

ひとこと MEMO

人間関係や仕事によるプレッシャー，引っ越しや結婚など環境の変化などによって精神的なストレスが積み重なると，普段以上のだるさや倦怠感を感じることがあります．放置しておくと，うつ病や不安障害，心身症などの精神疾患につながっていくこともあります．質の良い睡眠や栄養バランスの取れた食事，気分転換が有効です．

イライラ

- ファーストチョイス
- 焦燥感
- 内にうっ積
- 訴え多い

ひとことMEMO

抑肝散㊄は易怒性に効果が高いです．抗不安薬を比較的高用量を服用したり，少量の抗精神病薬を服用するとイライラは改善します．生来性の易怒性なら常時薬を服用しておくことをお勧めします．反応性の易怒性ならば環境が一過性に悪くなっていることに起因するため，環境調整がうまく行けば服用を継続する必要がなくなります．

抑肝散(よくかんさん) (54) ★★★★

抑肝散(よくかんさん)(54)で胃に障るときは，陳皮(ちんぴ)と半夏(はんげ)を加えた抑肝散加陳皮半夏(よくかんさんかちんぴはんげ)(83)で胃腸の機能失調も改善できます．

柴胡加竜骨牡蛎湯(さいこかりゅうこつぼれいとう) ⑫ ★★★

精神不安，抑うつ，不眠や眼瞼の細かいけいれん，チックのファーストチョイスです．

四逆散(しぎゃくさん) ㉟ ★★★

感情が外に発散されずに内にうっ積して起こるイライラや精神不安などに．

加味逍遙散(かみしょうようさん) ㉔ ★★★★

婦人の不定愁訴症候群や更年期障害に抗不安薬として用います．男性患者でも心気症的傾向の不定愁訴に使用できます．

ひとことMEMO

イライラは自分の思うとおりに進まないために，焦って神経が高ぶっているさま，いらだたしいさま，語源は刺(とげ)をさす「イラ」を重ねたもの，トゲに刺されたときの高ぶった気持ちや不快感を示しています．呼吸と心には密接な関係があります．呼吸は心に直接働きかけ，気持ちを安定させる力を持っています．まずは呼吸を整えましょう．

喉のつかえ

ヒステリー球

経過が長いとき

ひとこと MEMO

ヒステリー球とはのどの異物感や圧迫感など「喉がつかえたような症状」をあらわします．ヒステリー球では実際に耳鼻咽喉科や内科で検査を行っても身体的な病気はみつかりません．ヒステリー球には様々な要因が考えられますが，特にストレスなどの精神的な要因が深く関与していると考えられています．

半夏厚朴湯 ⑯ ★★★★★

喉頭部や食道部に異物感があるものに.
結構効きます.

柴朴湯 ⑯ ★★★★

喘息の発作予防や,風邪でこじれた咳にも用います.
柴朴湯⑯は,半夏厚朴湯⑯に小柴胡湯❾を足したものです.

ひとことMEMO

　本当に喉に腫瘍ができているとい感じる人もいます.ストレスに呼応する症状で,ストレス軽減できれば自然と改善します.環境調整が難しかったり即効性を期待したい場合は,半夏厚朴湯⑯がファーストチョイスです.抗うつ薬SSRIの副作用で喉のつかえを自覚する人もいますが漢方薬はあまり効果がありません.

コラム：漢方の薬物相互作用

　漢方に薬物相互作用があるのかという問いに対していくつかのデータがあります．

　メンタルで頻用される抑肝散❺❹と西洋薬との飲み合わせに問題がないのかという問いです．薬物は代謝酵素で分解され，体外に排泄されます．その時に肝ミクロソームにあるチトクロームP450（CYP）という分子種があり，どの薬がそのCYPで代謝されるのかという情報が薬物相互作用にとって最も重要な情報になります．

　精神科領域で重要なのはCYP1A2，CYP2D6，CYP3Aです[1,2]．熊本大学薬学部の猿渡准教授らの研究では，精神科領域で汎用されている抑肝散❺❹はCYP1A2，CYP2D6，CYP3Aに影響を与えなかったと報告しています[3]．さらに，麦門冬湯㉙[4]，小青竜湯⑲[5]，清上蠲痛湯[6]はCYP1A2，CYP2D6，CYP3Aに影響を与えず，桂枝茯苓丸㉕はCYP1A2を16％減少させるが，他の酵素には影響を与えないことが報告されています[7]．さらに小柴胡湯⑨もCYP1A2を16％減少させることを報告しています[8]．CYP1A2は喫煙では誘導されるため，環境因子の影響を受けやすい薬物代謝酵素です．

　基本的には漢方薬は西洋薬に薬物動態学的に大きな影響を与えないと考えられます．

文献
1) 古郡規雄：抗うつ薬の薬物動態と相互作用．別冊日本臨牀　新領域別症候群シリーズ37：579-584, 2017
2) 古郡規雄：うつ病．月刊薬事 59（2）：135-141, 2017

3) Soraoka H, et al.：The Effect of Yokukansan, a Traditional Herbal Preparation Used for the Behavioral and Psychological Symptoms of Dementia, on the Drug-Metabolizing Enzyme Activities in Healthy Male Volunteers. Biol Pharm Bull 39（9）：1468-1474, 2014

4) Saruwatari J, et al.：The in-vivo effect of bakumondo-to（TJ-29）, a traditional Japanese medicine used for treatment of chronic airway disease, on cytochrome P450 1A2, xanthine oxidase and N-acetyltransferase 2 activity in man. J Pharm Pharmacol 56（9）：1171-1177, 2004

5) Nakao M, et al.：The effect of Shoseiryuto, a traditional Japanese medicine, on cytochrome P450s, N-acetyltransferase 2 and xanthine oxidase, in extensive or intermediate metabolizers of CYP2D6. Eur J Clin Pharmacol 63（4）：345-353, 2007

6) Saruwatari J, et al.：Effects of Seijo-bofu-to, a traditional Japanese herbal medicine containing furanocoumarin derivatives, on the drug-metabolizing enzyme activities in healthy male volunteers. Basic Clin Pharmacol Toxicol 115（4）：360-365, 2014

7) Saruwatari J, et al.：A herbal-drug interaction study of keishi-bukuryo-gan, a traditional herbal preparation used for menopausal symptoms, in healthy female volunteers. J Pharm Pharmacol 64（5）：670-676, 2012

8) Saruwatari J, et al.：The in-vivo effects of shosaiko-to, a traditional Chinese herbal medicine, on two cytochrome P450 enzymes（1A2 and 3A）and xanthine oxidase in man. J Pharm Pharmacol 55（11）：1553-1559, 2003

（古郡）

胃のもたれ

胃腸が弱い

慢 性 胃 炎

ひとこと MEMO

胃の消化機能を低下させる原因としては，暴飲暴食による消化不良，香辛料やアルコールなど刺激物の摂取，ストレス，タバコなどが挙げられますが，このほかに睡眠不足や生活の乱れなどの不摂生によって自律神経の機能が乱れると，やはり胃の動きが悪くなり，胃もたれを起こすことがあります．

六君子湯 ㊸ ★★★

疲れやすい方の胃腸虚弱・消化不良に．

安中散 ❺ ★★★

自律神経のバランスを抑えたり，胃酸の分泌を調整します．

ひとこと MEMO

　病気が原因であるときはそちらの治療を優先します．生活習慣の乱れによって生じる場合は，当然，タバコやアルコールを控えたり，食事の内容を工夫したり，たっぷりと睡眠をとったりするなどして，生活の改善を図ります．

下痢・1

水様性下痢

腹痛と下痢が交互

ひとこと MEMO

心因性の下痢の背景にあるのは強いストレスや性格的な素因です．精神的なストレスが身体の病気として現れたものを「身体表現性障害/心身症」といいます．家族の死や仕事上の失態など強いストレスが影響したり，また，責任感が強く几帳面，神経質で，必要以上にストレスを強く感じてしまうなどの性格的な面が影響していることもあります．

五苓散 ❶ ★★★

急性胃腸炎に．

黄連解毒湯 ⓯ ★★★

急な下痢に．

ひとこと MEMO

　五苓散❶は，余分な水分を身体から排出するだけでなく，身体全体での水分のバランスの偏りを整えてくれる漢方薬です．お酒を飲みすぎると肝臓が分解しきれず，アセトアルデヒドが体内に残り，これが頭痛や吐き気などの二日酔いの症状を引き起こします．このような場合，体の水分バランスを調整してくれる五苓散❶が効き目を発揮します．

下痢・2

胸につかえ感

手足の冷え

心身のストレス

ひとこと MEMO

半夏瀉心湯⑭は抗がん剤イリノテカンの下痢に著効することでがんの専門病院でも頻用されます．抗がん剤の登場は，半夏瀉心湯⑭が登場した傷寒論の時代から約 1800 年後ですがそんな昔の知恵が現代に役立つことは本当に嬉しい．メンタルの領域でも昔はなかった病態などに漢方が有効という新しい発見を期待しています． (新見)

半夏瀉心湯 ⑭ ★★★★

悪心や嘔吐といった胃腸のトラブルにも．

人参湯 ㉜ ★★★

虚弱で，疲れやすいときにも．

補中益気湯 ㊶ ★★★

過労や生活の不摂生，虚弱体質な人に．

ひとことMEMO

　人参湯㉜の構成生薬は，乾姜，甘草，蒼朮，人参の4種類です．虚弱な人の胃薬でもあり，またつわりで小半夏加茯苓湯㉑が無効な時のセカンドチョイスでもあります．補中益気湯㊶は人参と黄耆を含む参耆剤の王様といわれます．参耆剤はどれも疲れやストレスというキーワードで処方可能．下痢もついでに治ります．　　　　　　　　　　　　　　　（新見）

過敏性腸症候群

虚弱体質

症状が変わる

下痢と悪心・嘔吐

ひとこと MEMO

自律神経は,緊張している時に優位になる「交感神経」と,リラックスしている時に優位になる「副交感神経」から構成され,様々な身体の器官を調節します.通常,緊張している時は胃腸の働きは抑えられます.ところが,過度にストレスがかかった場合に,脳が直接腸を刺激することがあり,これにより大腸の働きが過敏になり「下痢や軟便」を起こします.

桂枝加芍薬湯 ❻⓪ ★★★

腹部膨満感があり、ふだんから胃腸が弱い人の下痢や便秘に．

大建中湯 ⑩⓪ ★★★

便秘や下痢，おなかの張りといった症状がコロコロ変わる人に．

半夏瀉心湯 ⑭ ★★★★

腹がゴロゴロ鳴り，下痢と嘔吐がある場合に．

ひとことMEMO

ストレスを感じると，人の体は様々な防御反応を示しますが，腸でもその反応が起こっています．そのため真面目や几帳面，気遣いができるといった，細やかな性格の人が，過敏性腸症候群になりやすい傾向があります．また，うつや不安神経症の傾向のある人にも，過敏性腸症候群を併発しやすいという結果が出ています．

動悸

がっちりタイプ

華奢タイプ

屯服なら

ひとこと MEMO

まず，心電図で不整脈がないことを確認します．循環器疾患でなければメンタルのことが多いです．自律神経失調症による動悸は心理的緊張によるものです．カウンセリングも有効な方法ですが，時間がかかります．β-遮断薬は血圧低下の副作用があるため，使いにくい人が結構います．そんなときに漢方薬がおすすめです．

柴胡加竜骨牡蛎湯 ⑫ ★★★
精神不安があって，動悸，不眠，便秘などを伴うときに．

加味逍遙散 ㉔ ★★★★
のぼせ感があり，肩がこり，疲れやすく，精神不安やいらだちのある方に．

炙甘草湯 ㊽ ★★★
甘草が入っていますので屯用として長期の漢方薬に併用します．

ひとこと MEMO

　動悸は，自覚的動悸と頻拍に分けられます．ストレスでは両方の動悸が出現します．ストレスなどの心理的理由で動悸が起きる場合はその原因を取り除くことが本筋です．しかし，理由が思い当たらない場合（否認していることが多い）や理由があっても取り除けない場合はまず漢方薬を試しましょう．

頻尿

ファーストチョイス

残尿感

ひとこと MEMO

膀胱炎であれば,抗菌薬を投与すれば速やかに改善します.男性の場合は,加齢に伴う前立腺肥大が原因にあがりますが,厄介なのは女性に多い神経因性膀胱や神経過活動性膀胱と呼ばれるものです.心理的緊張状態が原因となっている場合が多くみられます.一方,その原因が特定できないことも多いため,対症療法的に漢方薬を処方することもあります.

>>> **八味地黄丸 7** ★★★

華奢タイプで疲れやすく，手足が冷えやすく，尿量減少または多尿な方の排尿困難，頻尿に．

or 牛車腎気丸 107 ★★★

華奢タイプで，疲れやすく胃腸障害がなく，尿量減少または多尿な方の排尿困難，頻尿に．

>>> **猪苓湯 40** ★★★

排尿異常がある方に．排尿困難，排尿痛，残尿感，頻尿に．

ひとこと MEMO

夜間の頻尿は睡眠を妨げ，不眠症の原因となります．一方，睡眠が浅いと目が覚めてトイレに行くケースが考えられます．鶏が先か卵が先かという議論になりますが，私の知り合いが調べたデータでは，睡眠が悪いために夜間にトイレに行くことが多くなることがわかりました．夜間頻尿の方には睡眠を深くする介入をしてみましょう．

コラム：精神科における漢方治療の考え方

　田舎の総合病院精神科の一勤務医の私は，統合失調症から神経症，不眠症，うつ病，認知症，摂食障害など様々な精神疾患を幅広く診療している．診断・見立てのうえ，入院治療も見据えつつ，外来中心に薬物治療を調節していくが，基本的には，SSRIや抗精神病薬など西洋薬中心である．しかし，時には，認知症への抑肝散❺，不眠への酸棗仁湯⑩❸，転換性障害への半夏厚朴湯⓰，疲労患者への六君子湯や十全大補湯❹❽，更年期患者への当帰芍薬散❷❸や桂枝茯苓丸❷❺，こむら返りへの芍薬甘草湯❻❽など，漢方薬を処方することもある．また，所謂不定愁訴でひとくくりにされることの多い腹部症状や自律神経系の不調に，桂枝剤や柴胡剤などの漢方薬が著効することもある．

　状態像診断をメインとする漢方の診断法は，精神科診断にも通じるものがあるのではないか？　とひそかに考えている．心身両面の不調をきたすものが精神医学で扱う疾患にも多く，また，画像診断や採血など検査結果に明らかな異常が現れない訴えも症状と捉え，治療の対象とするなど精神医学と漢方には共通点があり，いわゆる心身症や身体表現性障害などで，向精神薬の使用が困難な高齢者やがん患者などには良い適応であるように思われた．漢方薬を使えるようになることは，診察の引き出しを増やすことになると思われる．

（匿名A）

コラム：時の洗礼に耐えて

　中医をルーツとする和漢，いわゆる漢方医学は，蘭学と融合しながら日本の医療において一定の地位を占めてきた，歴史のある治療手段です．しかし，医学科学生や初期臨床研修医が，漢方を体系的に学ぶ機会はほとんどありませんし，教育を受けたスタッフはごくわずかです．さらに，証という印象診断にもとづく処方選択は，見立てのばらつきも大きく，質の高い介入研究も限られており，エビデンスレベルは低いと言わざるをえません．このような背景から，漢方医学は，若手の医師からは，ともすれば信頼性の低い，ある種の代替医療のように見えることもあります．生薬由来のため，化合物よりも安全性が高いというコマーシャルがなされていますが，甘草による偽性アルドステロン症や，小柴胡湯❾による間質性肺炎など，重篤な有害事象も存在しており，そのリスク・ベネフィットが十分に理解されているか疑問があります．村上春樹は，その著書において，「時の洗礼」という言葉を用いましたが，医薬品についても，時の洗礼に耐えて現在まで生き残っていることが，有効性のあかしの１つと捉えることができるかもしれません．しかし，客観性が欠けると，疑似科学の付け入る隙が生まれます．薬価が低く，研究を行う経済的な裏付けがないため，臨床試験を実施しづらいという側面もあるかもしれません．しかし，漢方医学の発展と，正しい理解のためには，今後も質の高い研究を積み重ねるとともに，漢方医学教育のさらなる充実が必要不可欠だろうと思われます．

　　　　　　　　　　　　　　　　　　（匿名 B）

めまい

- むくみ

- 立ちくらみ

- のぼせ・イライラ

ひとこと MEMO

めまいを起こす原因は脳, 耳, 内科, 精神の病気など多数あります. そのため, まず神経内科や耳鼻科で重篤な器質的疾患を除外する必要があります. 問題がなくてもすぐに心理的なものとも決めつけられません. 脳卒中の前駆症状であることもあり, 慎重な経過観察が必要です. めまい＝メンタルと簡単に決めつけてはいけません.

真武湯 ㉚ ★★★
しんぶとう

めまいのほかむくみ，腹痛，下痢，動悸などの症状がある場合に．

苓桂朮甘湯 ㊴ ★★★
りょうけいじゅつかんとう

めまいのほかに動悸があり尿量が減少するなどがあるときに．

黄連解毒湯 ⑮ ★★★
おうれんげどくとう

炎症と充血のために顔色が赤くのぼせのあるめまい．更年期障害ののぼせ，気分がイライラして落着かないなどにも効果があります．

ひとことMEMO

　昔はめまいを水毒（水分のアンバランス）として治療しました．水毒の特効薬は五苓散⑰や真武湯㉚です．立ちくらみというキーワードでは苓桂朮甘湯㊴が頻用されます．これは頓服でも，また数日の内服でも喜ばれます．一方で黄連解毒湯⑮は黄連と黄芩を含む瀉心湯で，冷やすイメージの漢方薬です．だからのぼせに有効なことがあります．　　　　　（新見）

頭痛

ファーストチョイス

慢性の頭痛

二日酔いによる頭痛

ひとこと MEMO

脳の病気やその他なんらかの病気が原因となって起こる頭痛には，慢性頭痛とは異なり，なかには脳腫瘍，くも膜下出血や脳梗塞などの脳血管障害などによって起こるものもあります．命にかかわることもありますので，このような頭痛の場合はすぐに専門の医療機関を受診することが必要です．

呉茱萸湯 ㉛ ★★★★

体力が低下して，手足が冷えるような人に．

釣藤散 ㊼ ★★★★

中年以降の慢性の頭痛，耳鳴り，高血圧に．

五苓散 ⑰ ★★★

三叉神経痛にも．

ひとこと MEMO

　呉茱萸湯㉛は，吐き気や嘔吐を伴う偏頭痛に対して頻用される漢方薬です．また，頭痛だけではなく，冷えからくる肩や首のこり，みぞおちの不快感などの症状がみられる方にもおすすめです．釣藤散㊼は，慢性頭痛に効果的な漢方薬といわれ，肩こりや高血圧，神経症などを伴う頭痛に対して処方されます．

耳鳴り

グルグル回転

全身に冷え

ひとこと MEMO

耳鳴りは高齢者で多くみられます．そのほとんどは加齢性耳鳴りです．これに効く特効薬はないとされています．中高年やより若い年齢に耳鳴りが起こるようなら，耳鼻科で器質性疾患を調べてもらいましょう．異常がなければ心理的なものと考えます．漢方は直接耳鳴りに効くわけではないかもしれませんが，使用してみる価値はあります．

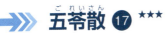
五苓散 ❶ ★★★

耳鳴りやグルグル回転するように感じるめまいに．
小どもから高齢者まで幅広く使用可能です．

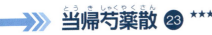
当帰芍薬散 ㉓ ★★★

全身に冷えを訴える女性に．

ひとこと MEMO

　僕は，耳鳴りは基本的に治らないと言っています．そして，「漢方を飲むと耳鳴りに慣れて，そして不快感が相当減るよ」と言い添えます．治療のハードルを下げることも漢方薬を有用に使うためには必要な知恵ですね．西洋医学で治らないからと諦めず患者さんに寄り添って，時間を稼ぐうちに気にならなくなれば儲けものです．

（新見）

婦人科系

クヨクヨ，イライラ

しつこく訴えるとき

月経前不快症

ひとこと MEMO

更年期障害とメンタル不調はよく重なります．特に閉経期になるといろんな要因で不安定となり，心気的になっているため，通常の抗うつ薬では副作用の訴えが強くなります．その点，漢方薬を用いるとドロップアウトの確率が低くなります．産婦人科に紹介しても結局は漢方薬治療になっているようです．

加味逍遙散(かみしょうようさん) 24 ★★★★

疲れやすく手足の倦怠感，めまい，頭痛，肩こりに．

女神散(にょしんさん) 67 ★★★

のぼせやめまい，ホットフラッシュに．

抑肝散加陳皮半夏(よくかんさんかちんぴはんげ) 83 ★★★★

更年期障害，自律神経失調症，高血圧に．

ひとこと MEMO

女性で困ればまず当帰芍薬散(とうきしゃくやくさん)23，そして次に桂枝茯苓丸(けいしぶくりょうがん)25の出番です．訴えが多いときには加味逍遙散(かみしょうようさん)24の独断場です．加味逍遙散(かみしょうようさん)24は1年以上使用します．患者さんが変更を希望すれば，女神散(にょしんさん)67，抑肝散(よくかんさん)54または柴胡加竜骨牡蛎湯(さいこかりゅうこつぼれいとう)12などに変更しますが，効かない時は，また加味逍遙散(かみしょうようさん)24に戻します．ともかく基本は加味逍遙散(かみしょうようさん)24の長期投与です．（新見）

生理前のイライラ

筋肉質

ホルモンバランス

怒りには

ひとこと MEMO

生理前のイライラは月経前症候群と呼ばれます．対処法としての低用量ピルは微量の女性ホルモンが含まれていて，生理をコントロールして排卵を止めることができます．低用量ピルでホルモンのバランスを取るので，プロゲステロンも過剰になることなく，月経前症候群の症状も治まります．飲み始めてから最初の生理までに効果を実感する女性が多いです．

>>> **女神散** 67 ★★★
にょしんさん

不安や不眠，めまい，のぼせに．

>>> **加味逍遙散** 24 ★★★★
かみしょうようさん

気分の落ち込み，不眠症，冷えやむくみに．

>>> **抑肝散** 54 ★★★★
よくかんさん

イライラや不眠，不安やのぼせに．

ひとこと MEMO

　低用量ピルが飲めない場合やピルを飲むことに抵抗がある場合は漢方薬もおススメです．低用量ピルのように即効性はありませんが体質を改善しながら月経前症候群の症状を和らげます．漢方薬で効果を感じるのには数週間から1ヵ月以上はかかります．

足のつり

ファーストチョイス

上記である程度
よくなったら

ひとこと MEMO

こむらがえりの「腓(こむら)」とは,ふくらはぎのことで,急激なけいれんによる強い痛みが生じるのが特徴です.原因はいろいろ考えられますが,筋肉疲労による老廃物の蓄積,電解質のアンバランス,温度変化による筋肉への刺激などが主な原因とされています.

西洋薬
うつ
不眠
神経症・不安
発達
副作用

芍薬甘草湯(しゃくやくかんぞうとう) (68) ★★★★

筋肉の急激なけいれんを伴う痛みに.

八味地黄丸(はちみじおうがん) ⑦ ★★★

甘草(かんぞう)が含まれていませんので長期で飲めます.

ひとことMEMO

甘草(かんぞう)の効果は体の痛みをしずめる「鎮痛」，けいれんをしずめる「鎮痙」，咳を鎮める「鎮咳」，痰をとる「去痰」，解毒，抗炎症，抗ウイルスなど，様々あります．また，急な下痢・腹痛・食欲不振などにも用いられ，近年再注目されています．

ミオクローヌス（ピクピク）

ファーストチョイス

効かなければ

ひとこと MEMO

　ミオクローヌスは，自分の意志とは無関係な運動を起こす不随意運動の1つです．健常な人でも，眠っているときに，突然体がビクッとなることがありますが，生理的なミオクローヌスだと言われています．ミオクローヌスは，無刺激でも発生するものと，触覚や聴覚などの刺激で誘発されて発生するものがあります．

麦門冬湯 ㉙ ★★★

たんが切れにくく，ときに強くせきこみ，咽頭の乾燥感があるときに．

芍薬甘草湯 ㊽ ★★★

筋肉の急激なけいれんを伴う痛みに．

or 抑肝散 ㊾ ★★★

興奮やいらつきに．

ひとこと MEMO

麦門冬湯㉙は潤いをつけます．シェーグレン症候群にも使用します．抑肝散㊾は蒼朮，茯苓，川芎，当帰，釣藤鈎，柴胡，甘草，当帰芍薬散㉓は蒼朮，茯苓，川芎，当帰，芍薬，沢瀉からなります．この2つの構成生薬は相当似ています．構成生薬に興味をもつと，いろいろな発見があり，造詣が深まります．そして，処方の選択肢も増えます． （新見）

疲れ

体力虚弱

胃腸が弱い人

病後・術後の体力低下

アパシー（無気力）

ひとこと MEMO

疲れは，痛みや発熱と並んで身体の3大アラームと言われ，健康を維持する上で重要なサインの1つです．疲れには，過度に身体を動かすことで起こる肉体的な疲労と，ストレスなどで起こる精神的な疲労があります．まず，栄養がある食事をとり，睡眠をたっぷりとり，規則正しい生活習慣を送ることが疲労回復に大切です．

補中益気湯 ㊶ ★★

胃腸の働きが衰え，疲れやすい虚弱体質，疲労倦怠に．

香蘇散 ⑦⓪ ★★

虚弱で胃腸が弱い人に，かぜのひき始めにも．

十全大補湯 ㊸ ★★★

食欲不振，冷え症，貧血に．

人参養栄湯 ⑩⑧ ★★★

虚弱な人の病後・術後の体力低下，疲労倦怠，貧血に．

ひとこと MEMO

疲労を改善する目的の漢方薬として代表的なものは，補中益気湯㊶です．だるい，気力が出ない，食欲がないといった状態に使用します．気力ばかりでなく，体力も回復させてくれます．年齢的な衰え，夏ばてや病後の回復期にも頻用します．皮膚がかさついたり体重が減少したときは，十全大補湯㊸が用いられます．人参養栄湯⑩⑧を使うこともあります．

チック

顔面のけいれん

イライラ

頓　用

ひとこと MEMO

　チックは本人の意思とは関係なく突発的に不規則に体の一部が速い動きや発声を繰返す状態で，心理的なストレスや，遺伝子や脳の機能障害がチックの発症に関与するとされています．子どもに多く，首振り・瞬き・顔しかめ，咳などや意味不明な発言，汚言がみられます．多くの場合，チックは成長とともに改善します．

>>>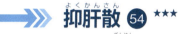

抑肝散 54 ★★★

チック症の眼瞼や顔面のけいれん，手足の痙縮などに．

>>>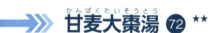

甘麦大棗湯 72 ★★

神経興奮が著しく，些細なことでイライラしたり，これが高じけいれん症状を生じるなどに．

>>>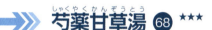

芍薬甘草湯 68 ★★★

チック症の発作性の攣縮に頓服的に用います．

ひとこと MEMO

　トゥレット症候群は，多様性の運動チックと1つ以上の音声チックが長期間に亘って続くチック障害です（診断基準）．一過性チック障害からトゥレット症候群までがチック障害としてまとめられますが，重症度に幅があります．漢方薬は心を落ち着かせ調整機能を高めます．ストレスで高ぶった神経や気分を落ち着かせ症状を軽減させます．

自閉スペストラム障害 (ASD)

- イライラ・ひきつけ

- 神経過敏

- パニック

ひとこと MEMO

発達障害は，脳の何らかの機能不全による先天性の障害です．発達障害の症状は様々で個人差も大きく，一見してそれとわかりづらいこともあります．学習障害（LD）・注意欠如・多動性障害（ADHD）・自閉スペストラム障害・トゥレット症候群・吃音症などが含まれます．複数の障害が同時に発生することもあり，早期に気づくことが難しいのです．

抑肝散(よくかんさん) (54) ★★★★

けいれん・手足のふるえ・夜泣きに.

抑肝散加陳皮半夏(よくかんさんかちんぴはんげ) (83) ★★★

不安・イライラに.

柴胡加竜骨牡蛎湯(さいこかりゅうこつぼれいとう) ⑫ ★★★

不安・不眠・チックにも.

ひとこと MEMO

発達障害はこだわりが強く，予想外のことが起こるとパニックになったり怒りだしたりします．その時，薬物により表面的な症状をコントロールすることがあります．一般的にはリスペリドンやアリピプラゾールなどの抗精神病薬を少量用いますが，子どもに抗精神病薬を飲ませたくない，副作用が気になるという親御さんには漢方薬が良い適応になります．

注意欠如・多動性障害 (ADHD)

ファーストチョイス

興　奮

多動なし

ひとこと MEMO

西洋薬は有効率が高い一方，食欲減退・頭痛・腹痛・不眠といった副作用がみられることがあります．さらに養育者の中には，西洋薬に対する抵抗感や子どもに精神薬を飲ませるという罪悪感を持つ人もいます．長期服薬による依存性や成長への影響を心配する養育者もいます．西洋薬を必要最小限の量にするために漢方薬を併用する考え方もあります．

>>> **抑肝散 54** ★★★★

けいれん・手足のふるえ・夜泣き・ひきつけに．

>>> **甘麦大棗湯 72** ★★★

興奮が著しく，イライラしている子どもに．

>>> **小建中湯 99** ★★★

おとなしく，根気がない子どもにも．

ひとこと MEMO

大人のADHDには2つの可能性が考えられます．うつ状態の人に症状の1つとしてADHD様の症状（集中困難や不注意）が出現し，誤診されているケース．もう一つは軽症のADHDで学生時代は保護的な環境で何とか適応してきたが，社会人という環境では適応できなくなり，ADHDの症状が顕在化した場合．鑑別が難しいので，専門家の受診が必要です．

薬剤性口渇

多飲,多尿

疲労感,残尿感

尿量が少ない

ひとこと MEMO

抗不安薬,抗うつ薬の服作用による抗コリン性の口の乾きで困っている患者さんを結構な数,目にします.日常的に頻繁に処方される抗不安薬でも,2,3剤の併用でかなりの口渇が発生することはよくあることです.市販の口腔ケア製品もおすすめです.スプレータイプが1.5時間,ジェル製剤だと5〜8時間ほどの効果が持続するようです.

白虎加人参湯（びゃっこかにんじんとう） ㉞ ★★★

昔の糖尿病の薬です．

六味丸（ろくみがん） (87) ★★

体がほてる，のぼせるなどにも効果があります．

五苓散（ごれいさん） ⑰ ★★

水様性下痢，急性胃腸炎，暑気あたり，頭痛，むくみ，二日酔いにもよいとされています．

ひとことMEMO

多飲症とは，水を飲むことがどうしてもやめられなくなる病態のことです．精神科に長期入院中の患者さんの20%前後に起こるともいわれています．急激・多量な飲水は水中毒へと進み，低ナトリウム血症から脳浮腫を呈し，死にいたる危険もあります．これは精神症状の時もありますが，向精神薬の副作用により薬剤性口渇が原因とされています．

薬剤性嘔気・悪心

ファーストチョイス

六君子湯 ㊸ で胃に障る

ひとこと MEMO

SSRI では吐き気・嘔吐，下痢，食欲不振などの消化器症状が特に服用開始翌日から1週間に多く現れます．それ以後は消失することが多いのですが，ある程度継続しても症状が治まらない場合は継続できません．SSRI をできるだけ少量から開始すると消化器症状を軽減させることができます．

六君子湯 ㊸ ★★★

SSRIの副作用による消化器症状に効果的です．

四君子湯 ㉕ ★★

半夏が入っていない四君子湯㉕は六君子湯㊸が飲めない人におすすめします．

ひとこと MEMO

　六君子湯㊸には胃を拡げ，胃内に食物を貯めたり，胃から十二指腸へ送り出すはたらきを促す効果が認められており，機能性ディスペプシアの治療に有用な漢方薬として注目されています．

薬剤性便秘・1

ファーストチョイス

屯　用

ひとこと MEMO

抗精神病薬や抗うつ薬を服用すると便秘になることが多くみられます．さらに抗パーキンソン薬が併用されていることも多いため，精神科治療において便秘の頻度は極めて高くなります．漢方薬はどの薬剤とも併用可能です．最近は西洋医学の薬でも優れた薬剤が登場しており，選択肢が増えたのはよいことですね．

大建中湯 ★★★★

本来の腸の動きに戻してくれる漢方薬です．

大黄甘草湯 84 ★★★★

耐性がつきやすい漢方薬なので屯用とします．

ひとこと MEMO

　大建中湯⑩は腹痛やお腹の張りをやわらげ，また，身体を温めて胃腸の調子をよくします．体力がなく冷え症で，お腹をこわしやすい人に向く処方です．胃腸の手術後にも用いられます．

薬剤性便秘・2

コロコロ

イライラ

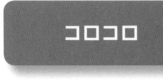

ひとことMEMO

大建中湯100は便をやわらかくするイメージです．イレウスの防止に頻用されます．瀉下作用を有する生薬の代表は大黄で，大黄甘草湯84，潤腸湯51，麻子仁丸126にはどれも大黄が含まれています．また，瀉下作用を増すには大黄に芒硝を加えます．これらを承気湯類と称し，桃核承気湯61，大承気湯133，調胃承気湯74などが含まれます．（新見）

潤腸湯 (51) ★★★

肌が乾燥している人にも.

or 麻子仁丸 (126) ★★★

体に潤いが不足しがちな時に.

桃核承気湯 (61) ★★★

情緒不安定であったり，物を投げたり，家族にあたったり，衝動買いしてしまうような女性に.

ひとことMEMO

便秘が治らないときはぜひ腹部X線写真を撮影しよう．本人が便秘を訴えても実は便があまり大腸に存在しないときもあります．また回盲部の便が綺麗になくなっている場合や，便で拡張した腸管がもとの大きさに戻っていることもあります．患者さんの訴えを鵜呑みにすると正確な情報が得られないことがあるので要注意です．（新見）

痩せたい人

メタボ

水太り

ひとこと MEMO

精神科では薬の副作用で体重増加がみられます．抗精神病薬をはじめ，抗うつ薬，抗てんかん薬でも体重増加が認められます．一番大事なのは食事制限と適度な運動です．防風通聖散㉒は補助的に用いるべきと思います．

防風通聖散（ぼうふうつうしょうさん） (62) ★★

食べ過ぎで排泄が悪い場合に.

防已黄耆湯 ⑳ ★★

汗かきで柔らかい小太りの人の肥満改善に.

ひとこと MEMO

運動だけで痩せるのは大変です．一方，食事による急激なダイエットはリバウンドを招き，結果として過食し，太ってしまいます．ダイエットを成功させるためには計画性とモチベーションが大切です．誰でも人は相反する気持ちを持っており，「痩せたい，でも食べたい」という葛藤をどのようにコントロールするのかがダイエット成功の鍵です．

コラム：モダン・カンポウ，和漢，そして現代中医学 1

　モダン・カンポウを啓蒙して 10 年以上が経過します．10 年を記念してモダン・カンポウ 10 年の功罪というテーマを内科系総合雑誌　月刊モダンフィジシャンで特集しました．「功」よりも「罪」の意見を集めたかったのです．ところがほとんど反論はありませんでした．西洋医がモダン・カンポウ的立ち位置で保険適用漢方エキス剤を処方することに明らかな反論はないようです．反論があれば僕が責任をもって対応する必要があります．ところが反論がなければ，これからはモダン・カンポウ，和漢，現代中医学がそれぞれいいとこ取りをして進歩していけばいいと思っています．そして僕より若い世代がモダン・カンポウを引っ張る時が来たと思っています．西洋医が補完医療として保険適用漢方エキス剤を使用するのであれば簡単な方がいいのです．今ある病気に，今ある薬で対応できることが大切です．そんな智恵がこれから集積されていくことを願っています．モダン・カンポウ，和漢，現代中医学に大差がなければ簡単な方が好まれます．そして漢方の専門家は大差となるような処方方法を発信すべきです．昔の本に書いてあるから，昔の人がやっていたからでは人は説得できません．モダン・カンポウと二重盲検臨床研究を行えば簡単に結論がでます．現在に生きている僕たちにはそんな情報が必要なのです．　　　　　　（新見）

コラム：モダン・カンポウ，和漢，そして現代中医学 2

　モダン・カンポウは症状 X から漢方薬 A を誘導します．和漢は症状 X に漢方的診察を加味して漢方薬 B を誘導します．中医学は症状や漢方的診察から証候名という仮想病理概念を導きます．中医学では証候名が必須です．証候名が決まればオートマチックに治療方法と代表漢方薬が決まるのです．和漢は江戸時代に仮想病理概念の証候名を嫌いました．そして方証相対としたのです．漢方薬（方）といろいろな所見（証）が相対するとして，証候名を抜いたのです．すると証候名が必須である中医学と，証候名が不要である和漢とモダン・カンポウという構図になります．つまりモダン・カンポウは和漢の簡略版で，和漢はモダン・カンポウに処方選択の智恵を加えたものになります．そんな和漢の智恵を口訣といいます．口訣という言葉が嫌いな人はクリニカル・パールと言い換えて下さい．モダン・カンポウで処方に慣れれば和漢を勉強して下さい．クリニカル・パールにてどこから勉強しても OK です．一方で中医学は無限の証候名があるので西洋医が片手間に勉強するにはハードルが高すぎます．しかし現代中医学には国が決めた教科書があります．和漢で漢方理論が流派により相互矛盾するようなことは現代中医学では起こりません．そこに載っている帰脾湯は，和漢の帰脾湯❻❺のほぼ 10 倍量です．和漢は中医学の 10 分の 1 の薬量で勝負しているのです． (新見)

コラム：自律神経失調症

　僕は漢方を始めてからしばらくは，心の病には手を出してはいけないと思っていました．ところが，たくさんの患者さんを診ていると心の病にも相当漢方の出番があると実感しています．この本で「専門医が絶対に診るべき病気」とされているもの以外は，すべてが漢方薬で対応してもいいのです．

　特に自律神経失調症や更年期障害と称されている訴えの多い「困ったちゃん」への対応はむしろ漢方が適していると思っています．漢方では基本的にすべて患者さんに答えがあります．患者さんがよくなったと言えば勝ちなのです．ところが例外があり，その最たるものが自律神経失調症や更年期障害です．患者さんは基本的によくなったと言ってくれません．始終病気を探しているからです．そんな患者さんから「お陰様で……」という言葉が出れば，当方の勝ちです．基本的に加味逍遙散㉔で押し通します．1年以上投与します．しかし，患者さんが変更の希望をすれば，他の漢方を致し方なく処方します．そして効かない時はまた加味逍遙散㉔にもどします．よくなっているかどうかは患者さんを観察して皆様が判断してください．診察室への入り方，話し方，服装，化粧などなどでなんとなく元気かを判断するのです．時間はかかりますが，いわゆる自律神経失調症は漢方を道具として使うと効果的な訴えの1つと思っています．

　　　　　　　　　　　　　　　　　　　　（新見）

おわりに

　フローチャート漢方薬シリーズもすでに複数出版されています．今回はメンタル領域のフローチャートです．そして共著者は精神薬理学の専門家である古郡先生です．いつもフローチャート漢方薬シリーズでお世話になっている新興医学出版社の林社長の紹介で古郡先生に最初にお会いした日，なんと先生から「漢方には学会があるのですか？」と聞かれました．その時に，この人なら間違いなく面白い，そして有益な本が一緒に書けると確信したのです．日本東洋医学会の存在を知らない先生，でもご自身で漢方の魅力を理解し，またたくさんのお弟子さん達が漢方の魅力を語っているのでしょう．彼にとっては漢方が日本東洋医学会という枠組みの中にないのだと思いました．それでいいのです．漢方が日本東洋医学会と無縁に進化してもまったく問題ないことです．西洋医療のなかに漢方が浸透すればいいのです．僕がモダン・カンポウと称して啓蒙・普及に励んだ思いとの共通点を感じました．そんなフェアな立ち位置の先生と書いた本です．古郡先生がよいというものは精神薬理学的立ち位置からも意味があるのです．

　そんな簡単ながらほぼほぼ同じ結果に辿り着ける方法を語っている僕ですが，実はたくさん古典も読んでいます．そして漢方の名医とよばれている先生方の外来も多数見学に伺っています．なにより，毎週金曜日に松田邦夫先生に教えて頂くようになってから10年以上になります．松田邦夫先生は以前ある先生から，「そんなに簡単に教えるな．弟子になっ

たらしっかり教えてやれ」と諭されたそうです．しかし，松田邦夫先生は昔から包み隠さずすべてを僕に教えてくれます．そんな智恵を忠実に書き下ろしたものがフローチャート漢方薬の登場につながりました．こんな考え方は昔ながらの先生方の反発を招きます．「私たちはこんなに一生懸命漢方を勉強しているのに，そんなに簡単に処方してOKといわれると，勉強している意味がわからない」といった発言です．そんな発言は大歓迎です．フローチャート漢方薬をコントロール群として，一生懸命勉強して叩き出した処方と二重盲検臨床研究を行えば，そして統計的有意差をもって勝てば，誰をも説得できます．漢方診療はよりよい処方選択には必須だと証明できます．そんな臨床研究は和漢では今日まで皆無なのです．そんな結果がでるまでは，自信を持って，モダン・カンポウ的立ち位置で困っている患者さんを治療しましょう．

　いつも，いつも正しい漢方の立ち位置を教えて頂いている松田邦夫先生に重ね重ね深謝致します．そして，業界の反発を恐れずいつも出版の機会を与えて頂く新興医学出版社林峰子社長に感謝申し上げます．

2019 年 2 月

新見正則

参考文献

1) 松田邦夫, 稲木一元:臨床医のための漢方[基礎編]. カレントテラピー, 1987
2) 大塚敬節:大塚敬節著作集　第1巻〜第8巻 別冊. 春陽堂, 1980-1982
3) 大塚敬節, 矢数道明, 清水藤太郎:漢方診療医典. 南山堂, 1969
4) 大塚敬節:症候による漢方治療の実際. 南山堂, 1963
5) 稲木一元, 松田邦夫:ファーストチョイスの漢方薬. 南山堂, 2006
6) 大塚敬節:漢方の特質. 創元社, 1971
7) 大塚敬節:漢方と民間薬百科. 主婦の友社, 1966
8) 大塚敬節:東洋医学とともに. 創元社, 1960
9) 大塚敬節:漢方ひとすじ:五十年の治療体験から. 日本経済新聞社, 1976
10) 松田邦夫:症例による漢方治療の実際. 創元社, 1992
11) 日本医師会 編:漢方治療のABC. 日本医師会雑誌臨増 108 (5), 1992
12) 大塚敬節:歌集杏林集. 香蘭詩社, 1940
13) 三潴忠道:はじめての漢方診療十五話. 医学書院, 2005
14) 花輪壽彦:漢方診療のレッスン. 金原出版, 1995
15) 松田邦夫:巻頭言:私の漢方治療. 漢方と最新治療 13 (1):2-4, 世論時報社, 2004
16) 新見正則:本当に明日から使える漢方薬. 新興医学出版社, 2010
17) 新見正則:西洋医がすすめる漢方. 新潮社, 2010
18) 新見正則:プライマリケアのための血管疾患のはなし漢方診療も含めて. メディカルレビュー社, 2010
19) 新見正則:フローチャート漢方薬治療. 新興医学出版社, 2011
20) 新見正則:じゃぁ, 死にますか？ リラックス外来トーク術. 新興医学出版社, 2011

21) 新見正則：簡単モダン・カンポウ．新興医学出版社，2011
22) 新見正則：じゃぁ，そろそろ運動しませんか？ 新興医学出版社，2011
23) 新見正則：iPhone アプリ「フローチャート漢方薬治療」
24) 新見正則：じゃぁ，そろそろ減量しませんか？ 新興医学出版社，2012
25) 新見正則：鉄則モダン・カンポウ．新興医学出版社，2012
26) 松田邦夫・新見正則：西洋医を志す君たちに贈る漢方講義．新興医学出版社，2012
27) 新見正則：実践ちょいたし漢方．日本医事新報 4683(1)，2014
28) 新見正則：症例モダン・カンポウ．新興医学出版社，2012
    新見正則：飛訳モダン・カンポウ．新興医学出版社，2013
29) 新見正則：患者必読医者の僕がやっとわかったこと．朝日新聞出版，2014
30) 新見正則：フローチャート漢方薬治療2．新興医学出版社，2014
31) 新見正則：3秒でわかる漢方ルール．新興医学出版社，2014
32) 新見正則：患者さんのためのフローチャート漢方薬．新興医学出版社，2015
33) 新見正則：実践3秒ルール128漢方処方分析．新興医学出版社，2016
34) 新見正則：ボケずに元気に80歳！―名医が明かすその秘訣．新潮文庫，2017
35) 新見正則：論文からひもとく外科漢方．日本医事新報社，2017
36) 新見正則，樫尾明彦：スーパー★ジェネラリストに必要なモダン・カンポウ．新興医学出版社，2014
37) 新見正則，樫尾明彦：モダン・カンポウ上達チェックリスト．新興医学出版社，2016
38) 新見正則：サクサク読める漢方ビギナー処方ドリル．新興医学出版社，2016
39) 新見正則：メディカルヨガ―誰でもできる基本のポーズ．新興医学出版社，2017
40) 新見正則：フローチャートこども漢方薬―びっくり・おいし

い飲ませ方．新興医学出版社，2017
41）新見正則：フローチャートがん漢方薬―サポート医療・副作用軽減・緩和に．新興医学出版社，2017
42）新見正則：イグノーベル的バランス思考―極・健康力．新興医学出版社，2017
43）新見正則：フローチャート高齢者漢方薬フレイルこそ漢方のターゲット．新興医学出版社，2017
44）新見正則，千福貞博，坂﨑弘美：漢方♥外来ナンパ術．新興医学出版社，2017
45）新見正則，チータム倫代：フローチャート皮膚科漢方薬．新興医学出版社，2018
46）古郡規雄：精神科身体モニタリング塾．新興医学出版社，2018
47）加藤　温：状況別に学ぶ内科医・外科医のための精神疾患の診かた．中山書店，2016
48）児玉知之：一般臨床医のためのメンタルな患者の診かた・手堅い初期治療．医学書院，2011

索　引

あ

安中散⑤（あんちゅうさん）……95
黄連解毒湯⑮（おうれんげどくとう）……27, 71, 87, 97, 109

か

加味帰脾湯(137)（かみきひとう）……27, 33, 69, 75
加味逍遙散㉔（かみしょうようさん）
……25, 73, 87, 89, 103, 115, 117
甘麦大棗湯(72)（かんばくたいそうとう）……39, 125, 129
帰脾湯(65)（きひとう）……33
桂枝加芍薬湯(60)（けいしかしゃくやくとう）……101
桂枝加竜骨牡蛎湯㉖（けいしかりゅうこつぼれいとう）……69, 83
桂枝茯苓丸㉕（けいしぶくりょうがん）……73
香蘇散(70)（こうそさん）……67, 123
牛車腎気丸(107)（ごしゃじんきがん）……105
呉茱萸湯㉛（ごしゅゆとう）……111
五苓散⑰（ごれいさん）……97, 111, 113, 131

さ

柴胡加竜骨牡蛎湯⑫（さいこかりゅうこつぼれいとう）
……25, 69, 83, 85, 89, 103, 127
柴胡桂枝湯⑩（さいこけいしとう）……41
柴朴湯(96)（さいぼくとう）……91
酸棗仁湯(103)（さんそうにんとう）……27, 81
四逆散㉟（しぎゃくさん）……89
四君子湯(75)（しくんしとう）……133
炙甘草湯(64)（しゃかんぞうとう）……103
芍薬甘草湯(68)（しゃくやくかんぞうとう）……119, 121, 125
十全大補湯㊽（じゅうぜんたいほとう）……123
潤腸湯(51)（じゅんちょうとう）……137
小建中湯(99)（しょうけんちゅうとう）……39, 77, 129
真武湯㉚（しんぶとう）……109

た

- 大黄甘草湯 ❽ (だいおうかんぞうとう) ………………………… 135
- 大建中湯 ❿ (だいけんちゅうとう) …………………………… 101, 135
- 釣藤散 ❹ (ちょうとうさん) ………………………………………… 111
- 猪苓湯 ❹ (ちょれいとう) …………………………………………… 105
- 桃核承気湯 ❻ (とうかくじょうきとう) ……………………………… 137
- 当帰芍薬散 ㉓ (とうきしゃくやくさん) ………………… 35, 73, 113

な

- 女神散 ❻ (にょしんさん) ………………………… 25, 73, 115, 117
- 人参湯 ㉜ (にんじんとう) ……………………………………………… 99
- 人参養栄湯 ❽ (にんじんようえいとう) ……………………… 59, 123

は

- 麦門冬湯 ㉙ (ばくもんどうとう) …………………………………… 121
- 八味地黄丸 ❼ (はちみじおうがん) ……………… 37, 75, 105, 119
- 半夏厚朴湯 ⓰ (はんげこうぼくとう) …………………………… 67, 91
- 半夏瀉心湯 ⓮ (はんげしゃしんとう) …………………………… 99, 101
- 白虎加人参湯 ㉞ (びゃっこかにんじんとう) …………………… 131
- 防已黄耆湯 ⓴ (ぼういおうぎとう) ………………………………… 139
- 防風通聖散 ㉒ (ぼうふうつうしょうさん) …………………… 139
- 補中益気湯 ㊶ (ほちゅうえっきとう) ……… 59, 67, 75, 77, 99, 123

ま

- 麻子仁丸 ⓰ (ましにんがん) ………………………………………… 137

や

- 抑肝散 ❺ (よくかんさん) ………… 25, 27, 45, 47, 55, 57, 75, 81, 89, 117, 121, 125, 127, 129
- 抑肝散加陳皮半夏 ❽ (よくかんさんかちんぴはんげ)
  …………………………………… 57, 61, 81, 115, 127

ら

- 六君子湯 ㊷ (りっくんしとう) ………………………… 31, 59, 95, 133
- 苓桂朮甘湯 ㊴ (りょうけいじゅつかんとう) …………………… 109
- 六味丸 ❽ (ろくみがん) ……………………………………………… 131

書店にて好評発売中

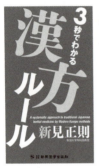

3秒でわかる 漢方ルール

新見正則（帝京大学医学部外科 准教授）：著

● 生薬から漢方の世界を推論します!!

B6変型判　168頁
定価（本体価格2,700円＋税）
ISBN9784880021836

―――― CONTENTS ――――

Ⅰ．相関の世界にわかりやすいルールを！

因果が大切か，相関で十分か？
ビッグデータ，そしてインフルトレンド
コンプレキシティ（複雑系），そしてボイド
Improbable，つまり有り得ないこと！　　ほか

Ⅱ．まったくの初心者向け―漢方が上達するために―

漢方上達のための7箇条
❶いっそ，ラムネと思って処方しよう
❷無限の海を泳がない
❸人の経験は信じない
❹食べ物の延長と思って処方する
❺保険適応でなければ意味がない
❻医療費の削減になることを体感する
❼古典は読まない，腹診はしない
究極の上達の法則　本当にラムネと思って使用する！　　ほか

株式会社 新興医学出版社　info@shinkoh-igaku.jp

ぜひ本書とあわせてお読み下さい

●因果を求めず相関を理解しよう！

複雑混沌とした漢方の世界にわずか3秒で合理的に理解できるルールをまとめました。今まで誰も書かなかった、Improbable（ありえない）本ができました。お楽しみください。

●松田邦夫先生ご推薦!!

生薬一つ一つの主要な働きを知ると，漢方処方の働きがわかるようになります．

処方の法則性を見いだそうとするのは，一段上のレベルの勉強ですが，実は面白い，実地に役立つことです．いつものように新見先生らしさが出ている楽しい有用な本です．ぜひ多くの方に読んでいただきたく推薦いたします．

社団法人日本東洋医学会元会長名誉会員　松田邦夫

Ⅲ. 中級者も納得！複雑で混沌とした世界に体系的法則を

漢方15分類チャート
1つの生薬で漢方の方向性がわかる
すべての生薬の方向性
虚実のルール
寒熱のルール
腹診のルール
気・血・水のルール
気逆・気うつ・気虚・血虚・瘀血・水毒のルール
生薬数で分類
生薬の加減で名前が異なる漢方薬
まれに使用される生薬から魅力を探る　ほか

Ⅳ. 上級者もビックリ！さらなる混沌とした世界にも体系的法則を

六病位のルール　　　脈診のルール
舌診のルール　　　　おまけとあそび

株式会社 新興医学出版社　info@shinkoh-igaku.jp

【著者略歴】

新見 正則 Masanori Niimi, MD, DPhil, FACS

1985年	慶應義塾大学医学部卒業
1993年〜1998年	英国オックスフォード大学医学部博士課程留学 移植免疫学で Doctor of Philosophy（DPhil）取得
1998年〜	帝京大学医学部に勤務
2002年	帝京大学外科准教授
2013年	イグノーベル医学賞

専 門 消化器外科，血管外科，移植免疫学，日本東洋医学会指導医・専門医，労働衛生コンサルタント，日本体育協会認定スポーツドクター，セカンドオピニオンのパイオニアとしてテレビ出演多数．漢方医学は松田邦夫先生（東大 S29年卒）に学ぶ．

古郡 規雄 Norio Yasui-Furukori, MD, PhD

1993年	弘前大学医学部卒業
1998年	日本臨床精神神経薬理学会 第1回海外研修生として スウェーデン カロリンスカ研究所 臨床薬理学教室に留学
2009年	弘前大学大学院医学研究科神経精神医学講座准教授
2010年	弘前大学医学部附属病院診療教授（併任）
2016年	熊本大学薬学部臨床教授（併任）
2019年	獨協医科大学精神神経医学講座教授

資 格 精神保健指定医，日本臨床精神神経薬理学会 指導医・専門医，日本臨床薬理学会 指導医・専門医，日本精神神経学会 精神科指導医・専門医，日本総合病院精神医学会 特定指導医

学会活動 日本臨床精神神経薬理学会（理事），日本臨床薬理学会（評議員），日本統合失調症学会（評議員），日本精神科診断学会（評議員），日本精神保健・予防学会（評議員），日本うつ病学会（評議員），日本薬物動態学会，日本生物学的精神医学会，日本学校メンタルヘルス学会，日本認知療法学会，ほか

© 2019

第5刷　2023年 7月19日
第1版発行　2019年 4月19日

フローチャートメンタル漢方薬

定価はカバーに表示してあります

イラスト	高野綾美	著者	新見正則・古郡規雄

発行者　　　　　　　　林　峰三
発行所　　　　株式会社 新興医学出版社
〒113-0033　東京都文京区本郷6丁目26番8号
電話 03(3816)2853　　FAX 03(3816)2895

検印省略

印刷 三報社印刷株式会社　　ISBN978-4-88002-585-8　　郵便振替 00120-8-191625

- 本書の複製権・翻訳権・上映権・譲渡権・公衆送信権（送信可能化権を含む）は株式会社新興医学出版社が保有します．
- 本書を無断で複製する行為（コピー，スキャン，デジタルデータ化など）は，著作権法上での限られた例外（「私的使用のための複製」など）を除き禁じられています．研究活動，診療を含み業務上使用する目的で上記の行為を行うことは大学，病院，企業などにおける内部的な利用であっても，私的使用には該当せず，違法です．また，私的使用のためであっても，代行業者等の第三者に依頼して上記の行為を行うことは違法となります．
- **JCOPY** 〈(社)出版者著作権管理機構 委託出版物〉
  本書の無断複製は著作権法上での例外を除き禁じられています．複製される場合は，そのつど事前に，(社)出版者著作権管理機構（電話 03-5244-5088, FAX03-5244-5089, e-mail : info@jcopy.or.jp）の許諾を得てください．